Aux éditions Edilivre

« Les gens d'âmes, gardiens de la paix intérieure »
Nouvelles et pièces de théâtre
« Nouvelles et seules »
Recueil de nouvelles
« # La vie bonus »
Roman philosophique
« L'acide, pièces corrosives »
Pièces de théâtre
« Un parent par an ; roman cruel »
Roman
« Confusions ou les aventures de Colin maquisard »
Roman
« Neuf millimètres par un bel homme »
Roman policier
« Jeu de forêt »
Roman policier
« Je ne te veux aucun mâle »
Mini roman, suspense
« Comprendre Aimer Tuer » avec la collaboration de Nathalie l'Ange Rebel
Suspense
« On ne touche pas à la reine mère » Traité de sciences inhumaines
Suspense
« Like moi encore » Chronique de la mort du prince charmant
Mini-roman
« L'asociale » Lettres ouvertes d'une enfant « protégée »
Récit écrit en collaboration avec M.J.
« Catalyseurs et cataclysmes » Livre outil
Théâtre/débat
« Les secrets piments »
Roman
« Dernière scène »
Roman, suspens
« Le caillou dans les baskets, trajectoires de Réunionnais »
Récit
« Je prends l'asile »
Récit, fiction
« Essai de communication constructive »
Essai
« Sexualité à plusieurs mains »
Recueil de nouvelles de plusieurs auteurs

David Lerenard

L'éduc'acteur

Pour repenser le métier !

EDILIVRE

Cet ouvrage a été composé par Edilivre

Immeuble Le Cargo, 157 boulevard Mac Donald – 75019 Paris
Tél. : 01 41 62 14 40 – Fax : 01 41 62 14 50
Mail : client@edilivre.com
www.edilivre.com

Imprimé en France
Texte intégral

Dépôt légal.

ISBN papier : 978-2-414-55463-8

Remerciements

à

Jennifer Pertruze, pour sa lecture, et ses conseils

Janis pour la couverture

Tous les éducateurs qui ont collaboré à cet ouvrage

Toutes les personnes dites “usagers” qui nous enseignent l’essentiel.

« Il semble presque, cependant, qu'analyser soit le troisième de ces métiers « impossibles », dans lesquels on peut d'emblée être sûr d'un succès insuffisant. Les deux autres, connus depuis beaucoup plus longtemps, sont éduquer et gouverner. »

S. Freud

Avant-propos : un livre question

L'objet de ce livre est un cri de douceur. L'idée est de réfléchir au métier d'éducateur, mais de réfléchir ensemble, lecteurs, auteurs, penseurs. Par mes expériences j'entends mille questions et mille affirmations sur le métier d'éducateur. Certaines personnes savent : mes collègues formateurs, jurys, penseurs, directeurs. D'autres personnes questionnent : les éducateurs « de terrain », les candidats, les usagers.

Et j'observe que l'humain est dans la pratique de ces personnes qui doutent… c'est finalement le parti-pris de cet ouvrage, trouver l'humanisme en acte, et trouver ce qui ne l'est pas.

Ce n'est donc pas un livre réponse, mais un livre question, particulièrement au lendemain d'une réforme qui n'a apporté qu'un peu de technicité « hors accompagnement » au métier : langue étrangère, coordination, veille sociale, et informatique.

Chaque chapitre comporte trois sources pour interroger : les clés de lecture, les expériences, et les clés de lecture théoriques.

Les clés de lecture…

Les clés de lecture ouvrent des portes pour la réflexion… elles peuvent sembler étranges, elles peuvent être dérangeantes ou simplement ordinaires. Il existe les « mises en bouche », il s'agit là de « mise en tête ».

Parfois elles se sont formées sur des opinions, d'autre fois sur des observations, des hypothèses… qu'importent les ingrédients, elles ne servent qu'à créer l'appétence…

Les expériences…

Vous découvrirez deux types d'expériences, celles qui sont issues d'un texte d'éducateur, et celles que j'ai rédigées.

Quand le texte vient d'un éducateur, c'est que je suis admiratif par la pratique, la sensibilité, l'authenticité de l'auteur. Ces éducateurs sont, pour moi, des exemples, dont je suis heureux d'avoir fait la rencontre. C'est dans ces expériences qu'il faut découvrir le sens du métier.

Les autres textes, ceux que j'ai écrits, sont puisés de ma mémoire. Parfois ils relatent des aspects négatifs, mais toujours inspirés de faits réels.

Plus que des longs discours… des actes

Les clés de lecture théoriques…

Chaque clé de lecture théorique est une fenêtre sur un champ de recherche immense, vous y trouverez des livres, des auteurs, des univers de pensée.

Il ne s'agit dans ce livre que d'incitations à cultiver votre réflexion… et de trouver les premières graines.

Puis…

Une conclusion et à la fin, un glossaire des mots fourre-tout pour se rappeler que la vie est multiforme.

L'éducateur et l'employeur

Quelques clefs de lecture sur la place de l'éducateur, des cadres, des élus

L'éducateur ?

Le titre d'éducateur est décerné dans plusieurs situations : évidemment pour le professionnel diplômé « éducateur spécialisé », en se rappelant qu'il s'agit de l'éducation qui est spécialisée, pas le diplômé. L'E.S. comme il est souvent désigné peut œuvrer avec les publics de tous âges, même en maison de retraite, et avec toutes les situations possibles (handicap, précarité, exclusion sociale, difficultés relationnelles.). l'E.S. est « tout terrain » et omni-compétent.

Le titre est également décerné à toute personne qui « fait fonction » diplômée ou non. Ainsi un spécialiste de boxe est un éducateur dans un Centre éducatif fermé (CEF), une caissière de supermarché devient éducatrice le jour de son embauche dans un foyer par exemple.

Le titre s'octroie également lors d'interventions médicosociales particulières, lors d'un séjour de rupture, par exemple, des animateurs peuvent se transformer en éducateurs pour des enfants désocialisés, ou des adultes handicapés.

Dans le sport, nous retrouvons également l'appellation « éducateur sportif », et la transition d'éducateurs sportifs à l'éducation spécialisée est fréquente, on entend souvent « on fait le même métier ».

Enfin, tout le monde est éducateur, les parents en premier, ils sont les éducateurs de leurs enfants. Les enseignants, les animateurs sont également chargés d'éducation… Tout le monde, et n'oublions pas la justice qui se soucie parfois de l'éducation du contrevenant…

Le totem de l'éducation ne pourrait-il pas être un radar pédagogique ?

Le terme d'éducateur est très confus, et de moins en moins représentatif de la profession.

On peut se demander, par exemple, pourquoi une personne qui accompagne un adulte salarié handicapé est éducateur, en quoi également on est éducateur face à un demandeur d'asile qui a été colonel, ou ministre dans son pays ?

De plus, l'éducateur diplômé est de plus en plus souvent « coordinateur », à ce titre il coordonne des « éducateurs » qui sont en fait AMP (aide médico psychologique) ou M.E. (moniteur éducateur) quand ils sont qualifiés.

L'éducateur devient également fréquemment travailleur social, notamment dans les montages partenariaux, afin de partager le travail avec d'autres professionnels.

Éducateur est un métier, certes, mais contrairement à l'assistante sociale, il ne dispose pas de protection statutaire. Au-delà du diplôme, c'est donc la situation qui fait l'éducateur.

La situation a deux constantes : un public et une hiérarchie. Dit autrement, c'est un employeur qui décide et un public qui justifie.

L'employeur ?

La particularité des employeurs d'éducateurs c'est qu'ils sont TOUS des personnes de bonnes intentions. Que ce soient des associations, des groupements privés, des collectivités publiques elles sont mues par des finalités louables.

L'employeur dans l'action sociale a le monopole de la bonne intention, soit par mandat soit par délégation.

Pour les collectivités publiques ce monopole est issu de la démocratie républicaine. Les ministres, les Présidents de conseils départementaux, les maires ont une autorité officielle. Évidemment cela ne signifie pas qu'ils aient la compétence, certains maires par exemple n'ont aucune formation sur les droits sociaux.

En France c'est ainsi, c'est notre fonctionnement démocratique.

Ensuite pour les associations et les groupements privés, ils ont obtenu des délégations ; ce sont donc des administrateurs qui deviennent les employeurs et surtout les garants du « sens ».

L'association en particulier est un groupe d'individus regroupés autour d'intérêts divers qui ne sont pas forcément l'intérêt public (Rotary-club, Francs-maçons, préservation d'un château… etc.)

De plus les politiques sociales sont devenues des politiques concurrentielles, de conquêtes de marchés. Les associations et organismes privés doivent pour exister être dans des pratiques offensives au sein du domaine social.

Pour résumer, les employeurs sont à la fois les détenteurs des finalités et des moyens sans avoir eu à démontrer des savoir-faire particuliers.

Les cadres dirigeants ?

Dans toutes les structures médicosociales, on rencontre une hiérarchie. Elle est obligatoire. Les cadres dirigeants bénéficient d'une délégation (unique) de la part de leur employeur qui pallie ainsi son manque de technicité.

L'employeur délègue en général une partie des pouvoirs disciplinaires, de la gestion et rend le cadre dirigeant garant du bon fonctionnement. Il se préserve la « politique » de l'association ou groupement, et se maintient en gardien des valeurs.

Le Directeur (Secrétaire général, Manager…) devient le bras droit du Président et des administrateurs.

Le binôme Président/ directeur dysfonctionne très souvent. Il semble harmonieux, en fait, quand le Président, reste symbolique.

Les directeurs sont « des hommes de pouvoir », ils aspirent à mener la barque, à diriger. Un Président trop intrusif gêne un Directeur ambitieux.

Les directeurs sont des techniciens formés à la gestion, au management, aux politiques sociales et à l'organisation.

Ils sont de moins en moins nombreux à être issus d'une promotion par l'expérience. Il reste certains « anciens éducateurs » parmi les hypers diplômés des écoles technocratiques, mais la fonction éloigne le cadre des préoccupations du métier d'éducateur.

La connaissance du public n'est pas nécessaire pour diriger, en tout cas elle n'est pas demandée (excepté pour les directions d'ITEP).

Un directeur doit gérer et développer. Son travail essentiel est la résolution des problèmes, et la conquête du reste du monde.

Les cadres intermédiaires ?

Il est fréquent de caricaturer le cadre intermédiaire par l'expression « entre le marteau et l'enclume ». Il est logique que le terme « intermédiaire » interroge. Il est certain que le cadre intermédiaire, souvent Chef de service éducatif se situe hiérarchiquement entre les éducateurs et les directeurs. Sans humour, les profils de postes se résument parfois par l'expression « courroie de transmission », ce qui signifie que la direction décide et le cadre intermédiaire veille à l'exécution.

Paradoxalement, pour certains, l'intermédiaire illustre la taille du commandement, statutairement un chef de service diplômé est en capacité de direction pour des structures accueillant au maximum 50 usagers (taille intermédiaire).

Le diplôme CAFERUIS qui est un des plus spécifique du métier forme à la gestion, le management, l'organisation mais laisse toutes les conceptions du métier possible : du chef d'équipe au directeur de structure de petite taille.

Sur le terrain, les employeurs ne sont pas plus précis. On trouve des chefs de service au service du directeur et des chefs de service en grande responsabilité. Les recrutements se font en promotion interne (le meilleur éducateur) et en recrutement externe avec diplôme exigé. Tout est possible, le chef de service répond, en fait, à la considération que sa direction accorde au métier.

Il est également « intermédiaire » car il est nécessaire qu'il comprenne les enjeux des équipes (fonctionnement, particularité des publics) et les enjeux de la direction générale.

Par conséquent, le Chef de service est souvent perçu par ses équipes comme le bon copain, le traite, le bras droit du directeur, le conseiller, le soutien…

Les cadres fonctionnels ?

Les cadres fonctionnels ont des missions de soutien à la direction (qualité, psychologie, logistique, comptabilité…).

Ils sont souvent perçus « aux ordres « de la direction, ce qui crée une « autorité » de fait.

Quelques exemples d'aventures associatives vécues par des éducateurs.

Une association bienpensante…

Il s'agit au départ d'une association sportive, animée par des personnes honorables et dévouées qui gèrent parfaitement leur association. La municipalité associée à la commune voisine crée un club de prévention (avec trois éducateurs et un secrétaire) afin de répondre aux phénomènes de délinquance de plus en plus nombreux dans les quartiers populaires des deux communes très ouvrières. Les deux municipalités décident de confier la gestion du club à l'association sportive.

• Les administrateurs de l'association sont honorés de cette délégation. Par leur pratique sportive, ils se disent également éducateurs, ils connaissent le public cité et enfin, ils sont des citoyens responsables et soucieux du bien-être pour tous.

• Les éducateurs parviennent progressivement à nouer des liens avec les jeunes des quartiers. Ces derniers expriment leur ennui, leurs inquiétudes pour l'avenir, leurs rêves de consommation, le chômage des parents licenciés en masse par les différentes usines.

• La délinquance se maintient, mais les éducateurs se centrent également sur d'autres problématiques : la condition des filles, la propagation des MST, l'enfermement dans la micro-culture des cités.

• Les éducateurs envisagent de distribuer des préservatifs, et d'organiser un « transfert » à l'étranger (lieu à déterminer).

• Le conseil d'administration refuse catégoriquement, car pour eux le transfert serait une « prime » à la délinquance, et les préservatifs une incitation à la débauche.

<u>Analyse :</u>

• Les administrateurs sont motivés par de bonnes intentions, mais avec des aprioris dangereux. Ils ignorent les politiques sociales, le métier d'éducateur, l'organisation de la délinquance. Il suffit pour eux qu'ils soient brillants dans leur domaine et que les élus municipaux leur délèguent la mission pour qu'ils se sentent légitimes. La compétence serait « transmissible » il suffit d'un mandat pour savoir-faire.

• Les éducateurs de rue sont d'abord à l'écoute. Ils doivent « être acceptés » pour espérer prendre une place dans la vie de la cité.

• Les maux au sein des quartiers sont nombreux, et une petite équipe d'éducateur ne peut pas tout changer, notamment contre des réseaux délinquants. Néanmoins ils repèrent des souffrances dissimulées, une ignorance des risques, des personnes qui ont besoin d'une écoute et d'une parole.

• Il s'agit de petites actions, bien ciblées qui peuvent éviter quelques drames ; ce type d'actions est généralisé dans les politiques de prévention.

• Les administrateurs pensent avec leurs outils, leur culture, leur foi et selon leur mandat. Ils devraient être formés, et en attendant ils n'ont rien à faire à cette place. Les municipalités, elles-mêmes, ont été défaillantes.

Conclusion :

Cette situation réelle met en exergue que le métier manque de reconnaissance et de protection, il est « anormal » que des missions aussi importantes soient pilotées par de gentils amateurs. Pour la petite histoire, le mandat a été transféré à une association spécialisée.

Une association historique…

L'association est créée dans une cité ouvrière au début du 20éme siècle par le prêtre de la paroisse. Celui-ci est révolté par la faim des enfants, aidé de « bonnes âmes », il décide de créer un établissement pour mettre ces enfants à l'abri du besoin. Une noble du pays lui offre un château, à rénover. Le château est isolé à la campagne. Le prêtre parvient avec ses ouailles à retaper la bâtisse et à créer un établissement. Au début du 21éme siècle, l'établissement est un ITEP accueillant une quarantaine de garçons. Le nouveau Président est un homme très attaché au site, son propre fils y a été accueilli et y est décédé de maladie.

• Les bâtiments ont besoin d'être rénovés, l'association obtient de la DDASS (devenue ARS) une grosse subvention pour rénover et aménager les locaux dans le cadre d'un projet « novateur ».

• Les administrateurs décident de gérer les travaux et les projets. Ils se séparent du directeur et gèrent en direct les équipes. Ils vont jusqu'à pister les éducateurs afin de vérifier la véracité des déplacements. Par exemple, ils font un scandale car ils ont trouvé sur une année de fonctionnement 120 km au total, non justifiés sur l'ensemble du parc automobile.

• Les travaux se réalisent au sein du château et au sein d'une dépendance où les administrateurs implantent des bureaux et des salles d'activités sans projet éducatif, et sans concertation avec l'équipe.

• L'opération terminée, l'association embauche un nouveau directeur afin d'organiser l'établissement agencé par les administrateurs ;

• Le nouveau directeur constate l'aberration des travaux (sous-sols merveilleux mais inutiles, locaux éducatifs incohérents...) Il alerte la DDASS et obtient la vente du château, le transfert de l'établissement et le changement d'association gestionnaire.

Analyse :

• L'association à une mission d'utilité publique, elle dirige un ITEP, cela signifie que 40 enfants ayant des troubles du comportement doivent être accompagnés, soignés. Il est légitime que l'Etat, via la DDASS se préoccupe des conditions d'accueil.

• Les administrateurs n'ont pas le droit de diriger l'établissement, le diplôme est obligatoire, mais le départ à la retraite anticipé du directeur génère une situation exceptionnelle. Les administrateurs, très rapidement estiment avoir les compétences professionnelles en s'inspirant de leurs anciennes professions (contrôle, informatique, comptabilité, enseignement...). Les éducateurs vivent des conditions de travail impensables.

• Dans cet élan de toute puissance, les administrateurs s'improvisent dans tous les domaines : ingénierie sociale, architecture, décoration d'intérieur...

• L'embauche est un retour à une situation normale. Le directeur a dû faire profil bas lors de la période d'essai.

• L'amateurisme a pris des proportions risibles et dramatiques. Certains enfants étaient confiés à des associations « amies » qui ne savaient qu'encaisser l'argent, le couloir pour aller à la chaufferie ressemblait à une discothèque, l'internat rénové était inutilisable... La DDASS et le directeur ont repris la main et rendu à la collectivité publique l'établissement et l'accueil des enfants.

Conclusion :

Une association est un groupement de personnes liées par un intérêt commun. Dans ce cas, c'était le château et son histoire. Les enfants et le personnel deviennent alors secondaires. Le contrôle des administrations est indispensable. L'argent, le pouvoir, la notoriété peuvent rendre fous...

A la recherche du coupable...

L'association est historiquement ancrée dans la protection de la jeunesse. De fait, elle a aujourd'hui de nombreux établissements, mais un seul dans son domaine historique. Il s'agit d'une MECS (maison d'enfant à caractère social) d'une vingtaine de places. Elle accueille des filles et des garçons orientés par le conseil départemental et la PJJ (protection judiciaire de la jeunesse), enfants qui sont confiés à ces institutions par décision de justice.

L'établissement est implanté dans un ensemble de bâtisses réparties sur une grande surface. L'association a fait cette acquisition, il y a peu d'années, et le budget est largement amputé de ce fait.

L'établissement a une mauvaise réputation, il est perçu comme un lieu de violence. Le conseil départemental hésite à orienter des jeunes, et les « prix de journées » ne tombent pas. L'équipe est en sous-effectif, les projets limités.

La plupart des éducateurs ne sont pas qualifiés. Les directeurs et chefs de service défilent, personne ne tient deux années.

- Les syndicats s'insurgent devant la montée de la violence, et menace d'un droit de retrait des éducateurs.
- Le directeur général, ancien éducateur (dans le handicap) se sépare du directeur, et promet une réorganisation.
- Le conseil Départemental ordonne un audit.
- L'association veut conserver cette reconnaissance de savoir-faire historique, fait confiance au DG, et partage l'analyse de celui-ci sur les incompétences de terrain.
- Le nouveau chef de service fédère son équipe, parvient à calmer les tensions et explique publiquement que la responsabilité est celle du conseil départemental.
- L'audit conclut que rien ne va, ni le projet, ni la gestion, ni l'encadrement.
- Le DG change l'encadrement (Directeur et Chef de service) et exige l'élaboration d'un nouveau projet éducatif.
- La nouvelle direction estime que l'association a par sa gestion patrimoniale, son absence de partenariat, et ses conceptions éculées crée le trouble et surtout favorise la souffrance des enfants (viols et pratiques sexuelles anormales, déscolarisation, violences éducatives) Le nouveau directeur obtient la création d'une structure séparée pour les filles avant d'être lui-même licencié.

<u>Analyse :</u>

- La menace des syndicats est un catalyseur, il oblige l'association à réagir. Le souci présenté est la sécurité des salariés. C'est une question légitime, en effet, les tensions sont de plus en plus fréquentes : insultes, crachats, coups. Malheureusement l'insécurité des enfants n'est pas prise en compte.

- Le DG se présente en sauveur : il sait, il trie et va changer les choses… En se présentant ainsi il obtient du temps et créé un espoir.

- Le conseil départemental est l'autorité de contrôle, c'est lui qui a mandaté l'association. Il est de son devoir devant les cris d'alerte d'opérer un contrôle.

- L'association n'a comme outil de terrain que son DG, son bras droit technique. Ensuite l'association défend les valeurs, dans ce cas-là « protection de l'enfance » est une valeur historique.

- Le chef de service se trouve seul sur le terrain en attendant la réforme, il utilise la proximité avec son équipe, il rétablit la confiance entre les salariés. Il déplore que les enfants confiés soient « les pires », il accuse le conseil départemental de prendre l'établissement pour une « poubelle ». Ainsi en pleine réflexion, il désigne le coupable et protège l'équipe.

- L'audit peut facilement conclure que le problème est associatif, il ne peut pas accepter d'être remis en cause. Les failles associatives sont nombreuses : personnel non qualifié, absence de projet d'établissement, manque de salariés, absence de projets personnalisés, vétusté des locaux…

- L'association et le DG font peau neuve : une nouvelle équipe de direction. La stratégie est classique, si ça marche c'est grâce à l'association, dans le cas contraire… encore des incompétences de terrain.

• Le changement profond est impossible, il revient à dénoncer les responsabilités associatives. L'association choisira les pansements nécessaires, et reprendra la main.

Conclusion :

Cet épisode de la vie associative démontre que le fonctionnement associatif est en réalité conflictuel. Chacun veut sauver son image, la notoriété est essentielle. Les éducateurs deviennent les mauvais objets dès qu'ils font des vagues, tant que l'établissement reste en sourdine, on flattera les éducateurs sur leur dévouement.

L'institution est devenue perverse (au sens de l'analyse institutionnelle), elle dépense une très grande partie de son énergie dans le seul objet de perdurer, ses finalités éducatives sont très éloignées, la preuve en est que les filles continuaient à « payer » leur place par des pratiques sexuelles.

Quelques clefs de lecture théoriques pour approcher de la « vérité ».

Bénévolat et gratuité…

On trouve très facilement l'amalgame entre bénévolat et gratuité « Le bénévolat est un don de soi librement consenti et gratuit »

On peut y croire, mais cela ressort plus de la fable… tout acte a une origine psychique, dans la pyramide de Maslow, par exemple, l'estime de soi fait partie des motivations. Le bénévole a toujours une gratification, morale, et personnelle. Pour Marcel Mauss (sociologue) ce bénéfice est le lien social, ou encore Peter Blau (1918-2002), un sociologue américain, pour qui « la tendance à aider les autres est souvent motivée par l'attente qu'agir ainsi procurera des bénéfices sociaux »

Le don gratuit n'existe que dans le sens « don non marchand », non gratifié par des valeurs marchandes. Le bénévolat permet une reconnaissance sociétale, un discours ambiant où le bénévole est par « nature » une belle personne. Il ne s'agit pas de nier les belles intentions, mais de nier la gratuité psychologique du bénévolat.

Dans nos exemples :

• Les administrateurs de l'association sont honorés de cette délégation. Par leur pratique sportive, ils se disent également éducateurs, ils connaissent le public cité et enfin, ils sont des citoyens responsables et soucieux du bien-être pour tous.

• Le nouveau Président est un homme très attaché au site, son propre fils y a été accueilli et y est décédé de maladie.

Le syndrome d'Hubris…

« Hubris, ou le syndrome de la démesure »

« Le concept d'hubris est tiré non seulement de la philosophie grecque – on le retrouve chez Platon et Aristote –, mais également du théâtre, où il permet de raconter de grandes épopées, où le succès monte à la tête du héros, qui prétend se hisser au rang des dieux ; il est alors impitoyablement remis à sa place par Némésis, la déesse de la vengeance. L'hybris grec renvoie à la démesure et à ses conséquences funestes. »

Ce syndrome étudié sur les hommes de pouvoir met en lumière un risque réel de folie, une addiction néfaste et avérée.

« Le pouvoir tend à corrompre, le pouvoir absolu corrompt absolument » Lord Acton.

Source internet

Dans nos exemples :

La compétence serait « transmissible » il suffit d'un mandat pour savoir-faire.

Les administrateurs décident de gérer les travaux et les projets. Ils se séparent du directeur et gèrent en direct les équipes. Ils vont jusqu'à pister les éducateurs afin de vérifier la véracité des déplacements. Par exemple, ils font un scandale car ils ont trouvé sur une année de fonctionnement 120 km au total, non justifiés sur l'ensemble du parc automobile.

L'association veut conserver cette reconnaissance de savoir-faire historique, fait confiance au DG, et partage l'analyse de celui-ci sur les incompétences de terrain.

Démocratie et démocratie…

Nous devons notre constitution à Michel Debré qui défendait une démocratie représentative : « l'État français ne peut plus, comme par le passé, faire figure d'État faible, jouet des groupements politiques ou de syndicats d'intérêts privés. Le gouvernement sera donc autoritaire. Il ne peut en être autrement : les problèmes politiques, économiques, sociaux auxquels il faut faire face sont trop graves pour admettre les discussions incessantes, les hésitations, les contradictions des gouvernements libéraux. »

Il s'est toujours opposé à la démocratie directe.

Quant à Pierre Mendes France :

« Gouverner, c'est choisir ».

« Cela signifie que le travail de l'homme politique n'est pas simplement un travail de préparation des choix, c'est un travail qui consiste à rendre des choix lisibles. Et la souveraineté du peuple n'est pas simplement l'exercice d'une volonté en elle-même, c'est l'exercice d'une volonté qui se connaît mieux elle-même. Faire que la société se connaisse mieux elle-même était pour lui une dimension fondamentale de la démocratie » Pierre Rosanvallon.

Pour résumer, pour l'un on vote et on se tait, pour l'autre, l'élu doit s'expliquer en permanence. Les lois de décentralisation, où les instances de décision sont plus proches des citoyens, n'ont pas véritablement permis une démocratie plus permanente. Certaines compétences sont transférées aux collectivités locales, puis aux associations, ou opérateurs de terrains, il s'agit d'une répartition des responsabilités et pouvoirs, sans association concrètes des publics concernés.

Dans nos exemples :

- Pour les collectivités publiques ce monopole est issu de la démocratie républicaine. Les ministres, les Présidents de conseils départementaux, les maires ont une autorité officielle. Évidemment cela ne signifie pas qu'ils aient la compétence, certains maires par exemple n'ont aucune formation sur les droits sociaux. En France c'est ainsi, c'est notre fonctionnement démocratique.
- La municipalité associée à la commune voisine crée un club de prévention (avec 3 éducateurs et un secrétaire) afin de répondre aux phénomènes de délinquance de plus en

plus nombreux dans les quartiers populaires des deux communes très ouvrières. Les deux municipalités décident de confier la gestion du club à l'association sportive.

• Il s'agit d'une MECS (maison d'enfant à caractère social) d'une vingtaine de places. Elle accueille des filles et des garçons orientés par le conseil départemental et la PJJ (protection judiciaire de la jeunesse), enfants qui sont confiés à ces institutions par décision de justice.

L'éducateur et la liberté

Quelques clefs de lecture sur le lien entre l'éducateur et la liberté de l'usager.

Extrait du référentiel éducateur spécialisé

« L'éducateur spécialisé contribue au processus de ***socialisation et d'autonomie*** *des personnes. Il favorise le renforcement des liens sociaux et des solidarités dans l'environnement des personnes et de la société.*

Il aide ***au développement de la personnalité et à l'épanouissement de la personne*** *et peut contribuer à son insertion socioprofessionnelle. »*

Autonomie et sécurité ?

Est-ce une injonction paradoxale ? L'éducateur doit aider à l'autonomie des personnes et « *créer les conditions pour qu'ils (les publics) soient protégés et accompagnés* ». Ainsi dans les établissements avec internat, en particulier, l'autonomie de la personne est assujettie au maintien de la sécurité (protection). Quand les personnes sont des enfants, cela semble évident ; il serait sans-doute irresponsable de laisser des enfants hors les murs, sans surveillance au nom de l'apprentissage de l'autonomie… !?

Quand ce même enfant est un adolescent, la règle devient difficile, quand celui-ci va au collège ou au lycée, quand celui-ci a des loisirs et une vie hors établissement, autonomie et protection deviennent antagonistes.

Toujours avec les enfants, cette mission de protection a sens également dans l'information : l'accès à internet, mais aussi à ses parents, à son dossier...

Certains établissements ont résolu le problème, tout est interdit sans éducateur, comme au « bon vieux temps » des maisons de correction et des pensionnats tenus par des religieuses[1].

Le maintien des enfants dans la structure devient parfois la mission éducative principale, avec des systèmes de sécurité renforcés, et des sanctions fortes pour le contrevenant. Les parents ont des accès limités, et l'information est contrôlée.

Ces mêmes obligations de protection sont éventuellement copiées à l'identique avec les adultes « vulnérables ». Les Ehpad, les foyers de vie, les MAS sont bien fermés, mais aussi parfois les foyers d'hébergement (travailleurs handicapés).

Les directeurs, garants de la sécurité des usagers, déclinent auprès de leurs personnels une angoisse de la fugue, de l'absence de contrôle.

L'éducateur œuvre donc souvent avec une injonction paradoxale « *il permet et contrôle l'autonomie* de l'autre (la personne) », son travail s'éloigne des belles missions annoncées, c'est sans doute une raison de l'attrait croissant pour le milieu ouvert, et le recrutement de qualifications de plus en plus faibles.

---

[1] Je vous invite à lire le témoignage de MJ dans « L'asociale. Lettres ouvertes d'une enfant protégée » David Lerenard Ed. Edilivre.

L'éducatif redresseur de délinquants ?

Étonnamment le référentiel professionnel n'a aucune référence aux centres éducatifs fermés ou renforcés. (CEF, CER), pourtant les institutions éducatives sous contrôle de l'Etat ; le principe de base est d'envisager qu'une éducation contraignante éduque, remet un enfant dans le bon chemin. Nous trouverons ainsi les théories sur les apports de la discipline, de l'effort, de la soumission. Rien de neuf, ces théories sont appliquées aux États-Unis, et ont fait les beaux jours des maisons de correction en France (Action-réaction).

Ce qui est particulier c'est que ces établissements sont des établissements éducatifs avec des éducateurs.

Le référentiel n'a pas prévu l'encadrement aux marches forcées, aux conditions extrêmes, et à l'application des conditions d'incarcération.

En prison, les éducateurs viennent en complément des professionnels de la détention, dans les centres éducatifs, ils sont à la fois les geôliers et les personnes qui sont censées préparer l'avenir.

Dans les faits, la plupart des éducateurs ne sont pas diplômés, et sont très éloignés de la compréhension du référentiel. Il serait peut-être plus sain de définir ce métier, et de le sortir de l'appellation « éducateur spécialisé »

L'éducatif en auxiliaire de justice ?

L'éducatif est aussi une aide opérationnelle à la justice et au ministère de l'intérieur. Des éducateurs sont missionnés pour maintenir des liens avec des jeunes « difficiles » essentiellement, soutenir des familles dans leur retour vers des situations acceptables (AEMO), des mandataires judiciaires (avec des rôles éducatifs, et parfois éducateurs de formation) pour maintenir socialement des personnes potentiellement « à la dérive », et enfin d'autres éducateurs participent à l'accueil, au contrôle et maintien des populations migrantes.

Le travail est alors, non pas basé, sur un projet personnalisé mais sur des critères judiciaires (respect des injonctions, droit d'asile, endettement, détention d'armes pour les adultes sous mesure de protection…)

Ces contextes ne sont pas contradictoires avec une approche éducative, mais les résultats sont assujettis à des décisions judicaires où l'éducateur n'est pas forcément consulté.

Il est de fait un régulateur social.

Quelques exemples d'actions éducatives face à des problèmes de liberté.

Pas de vacances pour Albert…

Albert a trente-quatre ans, il est handicapé psychique. Gentil, souriant, il ne contrarie jamais les éducateurs du foyer de vie, où il est accueilli depuis cinq ans, lorsque sa mère s'est trouvée trop fatiguée pour le garder à domicile. Cette année, avec l'accord d'Agnès, l'éducatrice qui exerce sa tutelle, il s'est inscrit à un séjour de vacances adaptées, dans la Drôme. Il a versé 1500€.

• Agnès est informée par le directeur du foyer de vie, qu'Albert s'exhibe, et que par conséquent, lui, directeur, interdit la participation au séjour de vacances du résident.

• Agnès demande une rencontre avec le directeur, et sollicite un certificat médical du psychiatre qui atteste l'inaptitude d'Albert.

• Le directeur du foyer ne répond pas, c'est donc le directeur du service de tutelle qui oblige à une réunion de concertation.

• Deux mois après la décision d'interdiction, la réunion a enfin lieu. Albert, et sa maman sont présents. Du côté des professionnels, l'éducatrice référente, Julie, la mandataire, les directeurs du foyer et du service mandataires engagent la discussion.

• Le directeur du foyer fournit un certificat du psychiatre qui stipule que « professionnellement, il ne peut prendre position, mais qu'en tant que citoyen, il préconise l'interdiction du séjour ».

• Le directeur du service des mandataires décide de reprendre la chronologie des faits, il relate donc l'exhibition d'Albert.

• La maman d'Albert s'insurge, elle ne sait pas de quoi les professionnels parlent.

• Julie relate les faits : lors d'une sortie dans le village, Albert a eu envie d'uriner, alors il s'est soulagé à la vue de tout le monde.

• La maman explique qu'Albert n'a jamais compris les règles de pudeur.

• Le directeur du service mandataire précise que sans raison médicale ou judiciaire, son collègue n'a pas le droit d'annuler le séjour de vacances.

• Deux jours après, le directeur de foyer fournira un certificat médical du médecin local, qui annulera donc les vacances et permettra le remboursement.

Analyse :

• Le directeur du foyer est dans l'affirmation, Agnès ne peut mettre l'analyse et la décision en question, elle ne peut que solliciter le certificat médical, seul document permettant le remboursement et légitimant l'annulation ;

• Le silence du directeur du foyer, ainsi que son ton péremptoire soucient le directeur du service mandataire. Une rencontre des services et des personnes permettrait re redonner une dimension humaine et éducative à la situation.

• Le certificat médical fourni par le médecin psychiatre n'a aucune valeur. Il est même très surprenant de la part d'un médecin.

• La description des faits révèle que l'exhibition n'est qu'une interprétation, juridiquement discutable. Le directeur du foyer n'est pas habilité à qualifier les faits et à sanctionner sur la vie privée.

• Le second certificat permet de protéger le directeur du foyer.

Conclusion :

Le souci de sécurité exprimé par le directeur est dans cette situation irrespectueux des personnes (Albert, sa mère en particulier) et des règles juridiques. Il est difficile de préciser si le directeur du lieu de vie voulait protéger les autres résidents, Albert, ou l'institution, d'autant que lors de la réunion, il s'est autorisé un discours sur la sexualité asociale des résidents. Si le médecin n'avait pas fourni le certificat, le directeur du foyer risquait des poursuites pénales, notamment le juge des tutelles aurait pu alors se saisir de la situation pour un abus de pouvoir.

Enquête de la DDASS…

Le souci se passe dans un CADA (Centre d'accueil de demandeurs d'asile), deux enfants mineurs (seize ans) se retrouvent dans l'appartement du garçon et font l'amour. Le père de la fille l'apprend et porte plainte contre la famille du garçon et le CADA.

- La DDASS s'empare du dossier et diligente une enquête dans l'établissement.
- Le directeur rappelle que les logements sont privés, loués par la DDASS et mis à disposition des demandeurs d'asile.
- La DDASS contrôle que rien dans l'accompagnement n'a incité ces mineurs à pratiquer un acte sexuel, et espère trouver des actions préventives pour éviter de tels incidents.
- Par bonheur, pour l'équipe, il y a eu des actions positives en amont : réunions d'informations, rencontres au planning familial, et une relation « éducative » de qualité envers les jeunes.
- La plainte n'aura aucune conséquence… mais…

<u>Analyse :</u>

- La DDASS se soucie légitimement du dossier. Les conditions d'accueil, et donc la protection des demandeurs d'asile relève de la responsabilité du directeur.

• … mais le logement est considéré en espace privé, et les parents conservent l'intégralité de l'autorité parentale. Ce qui crée une contradiction, une zone d'incertitude sur les responsabilités entre la famille et l'institution.

• C'est une chance que l'équipe éducative ait pu démontrer la qualité de son travail, autrement l'établissement aurait pu être remis en question, voir condamné en cas de procès.

Conclusion :

L'acte d'un résident d'un établissement reste pénalement l'affaire de son auteur, mais les circonstances peuvent entrainer la condamnation de l'établissement.

Une famille vraiment pas bien…

Martine et Philippe ont trois enfants, ils habitent une maison en mauvais état, louée dans un village retiré ; tous les deux ne travaillent pas, ils vivent des aides sociales, et de travaux non déclarés Deux informations préoccupantes conduisent le juge pour enfants à décider une mesure d'AEMO : Martine a été rechercher ses enfants à l'école en état d'ébriété, et une dénonciation fait part de violences intra familiales.

• Ils sont reçus au service AEMO par le chef de service, qui fait avec fermeté la lecture de la décision du juge, avertit qu'il sera sans indulgence si nécessaire pour obtenir le placement des enfants.

• Hélène l'éducatrice en charge de l'accompagnement se présente au domicile. Elle inspecte le logement dans les détails. Elle y trouve un réfrigérateur quasi vide et sale, des vêtements en "tas", une propreté « relative », et visiblement aucun soutien scolaire pour les enfants. Elle réitère les menaces de son chef de service.

• Elle multiplie ses visites, Philippe s'organise pour être absent. Martine semble de plus en plus déprimée. Hélène suspecte de la violence conjugale.

• Philippe est surpris au volant de sa vieille voiture, sans contrôle technique, sans assurance et avec un taux d'alcoolémie répréhensible.

• Le chef de service sollicite le placement des enfants, et l'obtient.

<u>Analyse :</u>

• Cette rencontre au service est la poursuite du jugement, le chef de service se situe clairement en « bras armé » de la justice ; l'éducatif n'est envisagé que sous la contrainte.

• L'éducatrice est dans la logique de son service, elle est d'abord un agent de contrôle

• Le lien entre l'éducatrice et la famille est basé sur la soumission, le contrôle et la défiance. Le comportement de Philippe correspond aux aprioris de l'équipe.

• Le placement semble « normal » pour l'équipe, alors qu'il est l'échec de la mesure d'AEMO

<u>Conclusion :</u>

L'équipe a choisi de privilégier sa fonction d'auxiliaire de justice, elle n'apporte aucune plus-value en matière d'accompagnement éducatif.

Quelques clefs de lecture théoriques pour approcher de la « vérité ».

L'exhibition

« *Élément matériel de l'exhibition sexuelle.*

En opposition aux autres formes d'agression sexuelle, l'exhibition sexuelle ne nécessite pas, pour être caractérisée, qu'une atteinte physique ait été commise sur autrui. Ainsi, c'est l'exhibition elle-même qui constitue une agression pour autrui, puisque celle-ci est imposée au public qui en est témoin.

Deux éléments doivent donc être réunis :

- *Un acte de nature sexuelle ;*
- *Commis dans un lieu public* »

L'exhibition est un délit, et pour qu'un délit soit reconnu, il faut un constat de police, et un jugement.

Dans la situation d'Albert, le handicap psychique aurait été pris en compte, notamment sur le caractère sexuel de l'acte.

Dans nos exemples :

• Agnès est informée par le directeur du foyer de vie, qu'Albert s'exhibe, et que par conséquent, lui, directeur, interdit la participation au séjour vacances du résident.

• Julie relate les faits : lors d'une sortie dans le village, Albert a eu envie d'uriner, alors il s'est soulagé à la vue de tout le monde.

Le non-respect des normes de sécurité entraîne-t-il une mise en cause pénale ?

« Le directeur pourra être condamné sur le fondement de « délits non intentionnels » ou « d'homicides involontaires », pour « négligence, imprudence, inattention, manquement à une obligation de sécurité ou de prudence imposée par la loi ou le règlement ». La loi du 10 juillet 2000 impose un lien de causalité directe entre la faute et le dommage. En cas de lien de causalité indirect, il s'agira d'une « faute qualifiée » (art. 121-3 du CP).

Ce texte rend donc plus difficiles les poursuites à l'encontre des directeurs d'établissement, puisque la faute qualifiée désigne « la violation manifestement délibérée d'une obligation particulière de prudence ou de sécurité prévue par la loi ou le règlement » ou une faute caractérisée exposant « autrui à un risque d'une particulière gravité qui ne pouvait être ignoré ». Il s'agit, dans les deux cas, d'un comportement grave et inexcusable. »

L'exemple au sein d'un ITEP interroge, une enseignante a été reconnue coupable pour avoir mis côte à côte deux enfants « ennemis ». L'un a crevé l'œil de l'autre.

« … Il considère cependant que l'ITEP a manqué à son obligation contractuelle de sécurité. Il rappelle que cet établissement accueille des enfants souffrants de troubles du comportement et nécessitant donc une surveillance particulière d'autant que ceux de l'espèce utilisaient des ciseaux.

Il précise que Y n'était pas à sa place lors de l'accident et que sa mauvaise entente avec sa victime était notoire.

Il estime que ces mêmes circonstances caractérisent la faute de l'enseignante qui, de plus, avait placé les enfants victime et auteur côte à côte en classe et n'est pas intervenue pour faire cesser leur dispute ni intimer à Y l'ordre de regagner sa place. »

Dans nos exemples :

- Agnès est informée par le directeur du foyer de vie, qu'Albert s'exhibe, et que par conséquent, lui, directeur, interdit la participation au séjour vacances du résident.
- La DDASS contrôle que rien dans l'accompagnement n'a incité ces mineurs à pratiquer un acte sexuel, et espère trouver des actions préventives pour éviter de tels incidents.
- Hélène l'éducatrice en charge de l'accompagnement se présente au domicile. Elle inspecte le logement dans les détails. Elle y trouve un réfrigérateur quasi vide et sale, des vêtements en « tas », une propreté « relative », et visiblement aucun soutien scolaire pour les enfants. Elle réitère les menaces de son chef de service.

Le signalement...

Le signalement est une disposition du Code pénal, article 434-3 : « **Le fait pour quiconque ayant eu connaissance de privations, de mauvais traitements ou d'atteintes sexuelles infligés à un mineur de 15 ans ou à une personne qui n'est pas en état de se protéger en raison de son âge, d'une maladie, d'une infirmité, d'une déficience physique ou psychique ou d'un état de grossesse, de ne pas en informer les autorités judiciaires ou administratives, est puni de trois ans d'emprisonnement et de 45 000 euros d'amende.** »

Dans nos exemples :

• Agnès est informée par le directeur du foyer de vie, qu'Albert s'exhibe, et que par conséquent, lui, directeur, interdit la participation au séjour vacances du résident.

• Hélène l'éducatrice en charge de l'accompagnement se présente au domicile. Elle inspecte le logement dans les détails. Elle y trouve un réfrigérateur quasi vide et sale, des vêtements en "tas", une propreté « relative », et visiblement aucun soutien scolaire pour les enfants. Elle réitère les menaces de son chef de service.

• Le directeur rappelle que les logements sont privés, loués par la DDASS et mis à disposition des demandeurs d'asile.

L'éducateur entre solidarité et fraternité

Quelques clefs de lecture sur la place de l'action éducative entre solidarité et fraternité.

La fraternité, une notion bien encombrante…

On connaît « liberté, égalité, fraternité », devise de notre République… mais pour l'éducateur, les grandes valeurs sont l'affaire de l'association. Ce sont les administrateurs qui sont les gardiens du temple, l'éducateur va se réfugier derrière des valeurs techniques comme l'empathie, ou explications qui n'expliquent rien : l'amour des enfants, un métier utile…

Une élève éducatrice glisse dans son mémoire :

« Soutenir la personne : de la résilience à l'Interculturalité

De manière générale, je crois qu'il est nécessaire de se positionner en soutien à ces personnes. La présence et l'accompagnement proposés ne peuvent avoir du sens qu'en prenant racine des valeurs humanistes que nous trouvons au fondement même du métier d'éducateur spécialisé et qui s'inscrivent fièrement dans les textes des organismes de formations et des associations. Cet humanisme n'est pas une réponse simple, elle demande une implication concrète de non-jugement, une fonction de repère concret auprès de ces personnes pour assurer une certaine forme de bien être, une garantie d'être considérées. Cette garantie peut leur permettre d'avoir accès à la santé mentale, affective et sociale, elle peut leur permettre de surmonter des épreuves dont nous ne mesurons pas l'importance. »

On lui a suggéré de se passer de ce paragraphe, un peu trop « guimauve », mais persuadée que ses propos sont fondamentaux, elle l'a maintenu. Puis lors de sa soutenance, le jury s'est interrogé sur le bien-fondé de cette position. Ce qui gêne, c'est de situer soudainement l'éducateur hors de sa technicité, mais dans l'humanisme, donc la politique… chasse gardée des administrateurs.

Le mot fraternité est d'ailleurs confisqué par les religions, les francs-maçons, les confréries, et les sectes. L'État lui-même est mal à l'aise, il préfère « solidarité ». Il est plus facile de créer un ministère de la solidarité, c'est un devoir citoyen, républicain. Les associations ont repris en chœur les refrains du devoir de solidarité, des impôts de solidarité…

Pourtant…

« *Article premier (déclaration universelle des droits de l'Homme)*

Tous les êtres humains naissent libres et égaux en dignité et en droits. Ils sont doués de raison et de conscience et doivent agir les uns envers les autres dans un esprit de ***fraternité.*** »

Ce petit bout de phrase peut donner sens à l'action sociale, à nos métiers…

Mais non, les associations, les collectivités publiques, les éducateurs sont régis par « la solidarité ».

Les associations préfèrent souvent le champ plus restreint de la solidarité au champ large de la fraternité. La solidarité permet de choisir son lien social et son public : solidarité avec les pauvres, les malades, les victimes des accidents de la route… La fraternité n'est pas limitative, le frère de l'Homme est l'Homme.

La solidarité permet de circonscrire le Devoir, et de créer des acteurs précis, donc des pouvoirs.

Ainsi, on l'a vu dans un chapitre précédent l'éducateur est un régulateur social : il contient, il dénonce, il punit, il rejette…

La fraternité est une ambition politique, « au sens noble »…

L'éducateur est parfois appelé à choisir, à donner du sens à ses actes… il peut être étonné d'aider une composante de la population et pas une autre. L'action sociale est ainsi très compartimentée. Le public doit répondre aux critères d'attributions (âge, handicap, lieu d'habitation, situation financière.). Ces frontières permettent d'accueillir et de rejeter… le grand jeu des institutions est de rejeter les « gêneurs » et de s'approprier les bons publics.

La solidarité permet également de rester dans l'organisation de l'inégalité « donneur-receveur ». Elle différencie ceux qui sont du bon côté ou pas.

Dans une pratique fraternelle, cette disparité tente à disparaitre. Au sein des communautés Emmaüs, tous travaillent, au sein d'ATD quart monde les travailleurs sociaux sont « formés » par le public.

Quelques exemples de réalités éducatives entre solidarité et fraternité.

Des godasses en pagaille.

Vous rappelez vous qu'à l'approche du XXIe siècle une guerre éclata en Europe dans un pays qui ne faisait rêver que par ses plages. La guerre déplaça des milliers de personnes, et en tua beaucoup aussi. La France décida que les gens de l'Est de ce pays étaient les gentils, et les autres les méchants. Alors elle condamna moralement les méchants et accueilli en grand nombre les gentils. On fit même une loi pour eux, pour qu'ils puissent rapidement apprendre notre langue et travailler.

À cette période je dirigeais un centre d'accueil pour des victimes de partout. Il y avait des africains, des orientaux et des européens… mais ceux-ci n'avaient dû être assez gentils, ils n'avaient ni le droit d'apprendre notre langue ni de travailler.

C'est vrai que ces personnes venues de cette région de l'Est étaient formidables, mais comme les autres. Il faut croire que fuir la guerre, les horreurs, sauver sa vie et celle de ses proches donne de l'humanité.

Des ouailles d'une paroisse proche touchée par l'élan de générosité nationale pour cette population de l'Est décidèrent de faire une bonne action. Elles auraient pu apporter des victuailles et nous aurions encore une fois partagé et fait la fête ensemble. Non, elles ont choisi d'apporter des belles chaussures, des chaussures de sport symbolisant bien notre société de consommation. Elles ont voulu les offrir aux nouveaux venus de l'Est, parmi les autres victimes de guerre, parmi des gens qui n'avaient pas d'argent.

Mais la marmaille qu'elle vienne d'Afrique, de l'Est ou d'Asie ne comprend pas qu'un des leurs est meilleur que l'autre. La misère se partage très bien.

Mes gentilles marmailles ont mis la pagaille, et les ouailles sont reparties avec leur godasses neuves, elles trouveront bien des pauvres plus soumis.

Tous ensemble, tous… ex ennemis parfois, amis c'est sûr, nous avons continué à être solidaires…

Moralité : l'enfer est pavé de bonnes intentions…

Texte inspiré d'une situation réelle est extrait d'une compilation « des mots pris en contes »

<u>Conclusion :</u>

Il s'agit en fait d'un exemple de l'absurdité de la « solidarité » en acte restreint, et sélectif…

Nous avons respecté le « contrat » passé à son admission : l'accompagner dans sa fin de vie, peu importe son passé, peu importe d'où il venait.

Nous sommes dans une antenne d'un CHRS qui a pour mission d'accompagner des personnes adultes « en exclusion » vers le logement. L'équipe est réduite, une infirmière, une éducatrice, et la collaboration d'une psychologue, et d'un médecin, l'ensemble sous l'animation d'un chef de service.

La philosophie de l'antenne est « l'accueil inconditionnel ». Le service a permis à plusieurs SDF de retrouver une vie plus saine en logement, elle agit sur les freins sociaux et médicaux, en particulier les addictions.

Une demande particulière réunit l'équipe. On leur demande d'accueillir Philippe, originaire de la ville, mais incarcéré dans le sud de la France. Il peut être libéré pour raison de santé, plus précisément Philippe est en fin de vie. Le médecin insiste sur la difficulté de l'accompagnement, il précise que l'équipe n'a aucune obligation d'accepter.

Le chef de service tient également à préciser les raisons de l'incarcération, il s'agit d'incestes, pratiqués sur sa fille.

L'équipe analyse la situation, mais ne voit aucun obstacle à l'accueil. Il s'agit d'une « première » mais ce qui semble le plus délicat est cet accompagnement jusqu'au terme fatal.

Philippe est avenant, il ne parle jamais de son passé. Il collabore aux démarches de réouvertures de droits, prend soin de son logement, suit à la lettre tous les traitements.

Les relations avec les travailleurs sociaux est « normale », c'est-à-dire dans l'empathie, mais sans compassion, et sans attitudes défavorables ou au contraire particulièrement favorables.

Mais, en toute logique, la mort annonce sa prochaine visite. La santé de Philippe se dégrade. Il sait, et demande à être accompagné dans l'organisation de ses obsèques. Il a des volontés précises, et l'accompagnement devient presque un accompagnement ordinaire pour des achats.

L'équipe échange beaucoup sur son ressenti. Il est essentiel que chacun verbalise ses émotions. La mission peut entrainer n'importe qui dans des failles personnelles.

Philippe est hospitalisé. Il sait qu'il ne sortira plus. Il n'a que l'équipe pour le soutenir. Les salariés se relaient, ils sont présents autant que cela est possible.

Il se cramponne à la main de l'éducatrice pour partir.

« Certains penseront que nous avons dépassé le cadre de notre intervention. Moi je pense que nous avons tout fait pour respecter les dernières volontés de Philippe et que nous avons respecté le “contrat” passé à son admission : l’accompagner dans sa fin de vie, peu importe son passé, peu importe d’où il venait »

Texte issu d’un témoignage d’une éducatrice en CHRS.

Conclusion :

C’est, selon moi, au regard de mon expérience, un des plus beaux exemples de l’importance de notre travail, des valeurs défendues. Le mot éducateur est ici particulièrement inapproprié… il nous faut choisir un autre nom à notre métier.

L’accueil inconditionnel.

La communauté d’Emmaüs E. fait partie des communautés accueillant des familles. Lorsque nous accueillons une (ou des) personnes(s) c’est à un des responsables de gérer. Quand la personne se présente, un des responsables de la communauté échange avec elle pour savoir quelle est sa demande : veut-elle seulement passer une ou deux nuits au chaud ? prendre une douche et changer de vêtements ? avoir de quoi manger pour la journée ? recherche-t-elle un accueil pérenne et pouvoir rester au sein de la communauté ? etc… La démarche première de la personne est abordée dès son arrivée dans le hall d’entrée, en fonction de sa demande nous l’orientons dans les locaux ou l’invitons dans notre bureau pour plus de précisions et de confidentialité.

La spécificité d'Emmaüs est ***l'accueil inconditionnel****, de ce fait, quel que soit la demande, quel que soit la personne et sa problématique, notre rôle est de l'orienter et/ou de l'accueillir si nous en avons la possibilité.*

« Je reçois un appel d'un collègue qui m'explique qu'il cherche une place pour une famille Kosovare de cinq personnes, bientôt six. Cette famille a fait une demande de régularisation à la préfecture du département, et ils ont reçu une réponse négative avec un ordre de quitter le territoire français. Afin d'être protégée, la famille souhaite changer de communauté et de région.

Je dois organiser une réunion entre responsables (trois) pour en discuter, mais j'ai besoin de précisions.

- *Informations générales : prénoms, âges, sexes*
- *Depuis combien de temps en France ?*
- *Combien de temps en communauté ?*
- *Leurs activités ?*
- *Parlent-ils français ?*
- *Les enfants étaient-ils scolarisés ? »*

Texte issu du livret de l'éducateur/responsable

L'équipe donne son accord l'accueil de la famille se réalise. Aussitôt ils ont un logement, une place dans la communauté, et une nouvelle scolarisation pour les enfants. L'accueil est particulièrement humain.

« Aujourd'hui la situation administrative de la famille a évolué, monsieur et madame ainsi que les enfants ont été régularisés à la suite de la circulaire Valls du 28 novembre 2012. Le motif de régularisation est « vie privée et familiale ».

Grace à leurs cartes de séjours, la famille a souhaité trouver un logement en dehors de la communauté, tout en restant compagnons. Ils se sont inscrits à la Caisse d'Allocation familiale (CAF), à pôle emploi et ont pu bénéficier d'une Allocation Personnalisée au Logement (APL).

Peu de temps après, la situation familiale a également pris un tournant. Monsieur et Madame ont souhaité se séparer, la maman a gardé le logement et le papa a changé de département. »

Analyse :

• La communauté Emmaüs est indépendante, sans subventions, sans délégations. Elle agit selon ses valeurs.

• L'accueil inconditionnel est ici bien défini et réalisé. On trouve cette appellation dans d'autres établissements qui de fait font du « tri »

• Les questions n'ont rien d'intrusives, elles permettent de préparer l'accueil.

• La famille est sans droits, et pour l'équipe ce n'est pas un souci.

Conclusion :

Bravo, c'est un exemple de fraternité… Cohérent, c'est vrai, avec l'engagement religieux de l'Abbé Pierre.

Quelques clefs de lecture théoriques pour approcher de la « vérité ».

Déclaration universelle des droits de l'homme

Préambule

Considérant que la reconnaissance de la dignité inhérente à tous les membres de la famille humaine et de leurs droits égaux et inaliénables constitue le fondement de la liberté, de la justice et de la paix dans le monde,

Considérant que la méconnaissance et le mépris des droits de l'homme ont conduit à des actes de barbarie qui révoltent la conscience de l'humanité et que l'avènement d'un monde où les êtres humains seront libres de parler et de croire, libérés de la terreur et de la misère, a été proclamé comme la plus haute aspiration de l'homme,

Considérant qu'il est essentiel que les droits de l'homme soient protégés par un régime de droit pour que l'homme ne soit pas contraint, en suprême recours, à la révolte contre la tyrannie et l'oppression,

Considérant qu'il est essentiel d'encourager le développement de relations amicales entre nations,

Considérant que dans la Charte les peuples des Nations Unies ont proclamé à nouveau leur foi dans les droits fondamentaux de l'homme, dans la dignité et la valeur de la personne humaine, dans l'égalité des droits des hommes et des femmes, et qu'ils se sont déclarés résolus à favoriser le progrès social et à instaurer de meilleures conditions de vie dans une liberté plus grande,

Considérant que les États Membres se sont engagés à assurer, en coopération avec l'Organisation des Nations Unies, le respect universel et effectif des droits de l'homme et des libertés fondamentales,

Considérant qu'une conception commune de ces droits et libertés est de la plus haute importance pour remplir pleinement cet engagement,

L'Assemblée générale

Proclame la présente Déclaration universelle des droits de l'homme comme l'idéal commun à atteindre par tous les peuples et toutes les nations afin que tous les individus et tous les organes de la société, ayant cette Déclaration constamment à l'esprit, s'efforcent, par l'enseignement et l'éducation, de développer le respect de ces droits et libertés et d'en assurer, par des mesures progressives d'ordre national et international, la reconnaissance et l'application universelles et effectives, tant parmi les populations des États Membres eux-mêmes que parmi celles des territoires placés sous leur juridiction.

Dans nos exemples :

- C'est vrai que ces personnes venues de cette région de l'Est étaient formidables, mais comme les autres. Il faut croire que fuir la guerre, les horreurs, sauver sa vie et celle de ses proches donne de l'humanité.
- Selon lui, nous aurions pu avoir des aprioris ou des réticences, mais nous avons toujours mis en avant la proposition d'un accueil inconditionnel et ce n'était pas près de changer.
- La famille est sans droits, et pour l'équipe ce n'est pas un souci.

De la fraternité à la solidarité, un étrange glissement sémantique…

(Article web)

Depuis environ 25 ans, le mot solidarité s'est imposé dans la société française. Les associations s'en sont emparées sans trop réfléchir à son implication et surtout à son sens politique réel. Et pourtant, ce glissement sémantique n'est pas le fruit du hasard. Il correspond bien à l'individualisation forcée d'une société et à la perte d'une valeur essentielle : la fraternité.

La fraternité est l'une des trois composantes de la devise de la République française : « Liberté, égalité, fraternité ».

La Fraternité, en France tout au moins, est donc une revendication publique *de justice qui implique une juste répartition des richesses pour ne laisser personne au bord de la route. C'est un concept révolutionnaire dans le sens de sursaut, de défense, de survie. Elle désigne le lien existant entre les citoyens d'un même pays, entre ceux qui partagent un même idéal ou qui ont combattu ou combattent pour une même cause.*

La solidarité n'est qu'une composante de la Fraternité. *Dans son acception la plus naturelle, la plus étendue, la solidarité a une connotation volontiers compassionnelle et de ce fait, une approche « segmentée » du lien social. La solidarité est une expression libre de la vie avec l'autre. Je donne quand je veux et à qui je veux. Un citoyen solidaire peut être à la fois généreux et avare. Généreux par le don (1) qu'il accorde à une cause qu'il estime juste, avare dans le paiement de ses impôts (2) qui sont pourtant la base essentielle d'une fraternité sociale.*

Dans nos exemples :

• Des ouailles d'une paroisse proche touchée par l'élan de générosité nationale pour cette population de l'Est décidèrent de faire une bonne action. Elles auraient pu apporter des victuailles et nous aurions encore une fois partagé et fait la fête ensemble. Non, elles ont choisi d'apporter des belles chaussures, des chaussures de sport symbolisant bien notre société de consommation.

• Avant d'accepter son dossier, le médecin nous a questionnés bien vaillamment sur nos capacités à accompagner Philippe au quotidien en sachant qu'elle serait l'issue, mais aussi en ayant des éléments sur les raisons de son incarcération : attouchements et viols pendant de nombreuses années sur sa fille, au sein du domicile familial.

• *Cette famille a fait une demande de régularisation à la préfecture du département, et ils ont reçu une réponse négative avec un ordre de quitter le territoire français.*

La règle des trois « H »

Selon JL Deshaies, les trois qualités essentielles pour un éducateur sont :

Humour, Humilité et Humanisme

Réussir l'amélioration continue de la qualité – en action sociale et médicosociale :

De Jean-Louis Deshaies Dunod

Dans nos exemples :

• Mais la marmaille qu'elle vienne d'Afrique, de l'Est ou d'Asie ne comprend pas qu'un des leurs est meilleur que l'autre. La misère se partage très bien.

• Après le décès de Philippe, le chef de service a proposé à l'équipe un temps de discussion avec une psychologue, extérieure à l'association, spécialisée dans l'accompagnement en fin de vie. Les échanges qui ont eu lieu durant ce temps nous ont permis de mettre un point final à cette situation et également de comprendre le positionnement de chacun face à elle.

• L'équipe donne son accord et l'accueil de la famille se réalise. Aussitôt ils ont un logement, une place dans la communauté, et une nouvelle scolarisation pour les enfants. L'accueil est particulièrement humain.

Mouvement Emmaüs

LES VALEURS

Il s'appuie sur quatre piliers :

• ***La solidarité***

Solidarités locales, régionales, nationales, internationales... Le fruit de l'activité des personnes accueillies est consacré en priorité à leur propre prise en charge et à la solidarité. Ainsi, le Mouvement Emmaüs promeut un modèle alternatif où le travail permet de se (re) construire tout en aidant les autres.

• ***L'accueil inconditionnel***

Quels que soient son parcours, son origine ou sa situation administrative, toute personne (sortants de prison, migrants avec ou « sans-papiers », personnes physiquement affaiblies ou psychologiquement fragiles...) qui se présente dans une communauté Emmaüs est accueillie dans le strict respect de sa liberté et de sa dignité.

• ***L'autonomie par l'activité***

Pour Emmaüs, accueillir une personne en difficulté, c'est lui permettre de retrouver une place dans la société. À son arrivée dans une communauté, la personne est placée en position d'acteur d'un projet, qui mobilise ses compétences, en fonction de ses capacités. Cette adaptation de l'activité aux personnes accueillies est appliquée également aux salariés des comités d'amis, des structures d'insertion d'Emmaüs.

- ***Le développement durable***

La collecte, le réemploi et la vente d'objets, activité historique du Mouvement, a permis de positionner Emmaüs, dans toutes les filières (textile, DEEE, DEA), comme un acteur majeur de la prévention des déchets. Grâce au réemploi, il lutte contre le « tout jetable » et repousse les limites de l'obsolescence programmée.

Source : Emmaüs

Dans nos exemples :

La spécificité d'Emmaüs est ***l'accueil inconditionnel****, de ce fait, quel que soit la demande, quel que soit la personne et sa problématique, notre rôle est de l'orienter et/ou de l'accueillir si nous en avons la possibilité.*

L'éducateur et le projet

Quelques clefs de lecture sur la place du projet dans l'action éducative.

« En fonction de son cadre institutionnel et de ses missions, il est amené à ***organiser et/ou coordonner des projets et/ou mobiliser des équipes dans la mise en place d'actions socio-éducatives en interne ou dans le cadre de travail en partenariat.*** *Il est en lien avec des partenaires et des réseaux d'acteurs du territoire. »*

La dynamique du ressort

Analyse Analyse

Projet Projet

Réalisation Réalisation

Évaluation Évaluation

Le projet, la panacée éducative ?

La base du métier d'éducateur c'est de savoir pratiquer le PROJET : projet personnalisé, projet socio-éducatif, projet d'insertion…

La réalisation de projets constitue un domaine de compétences du référentiel, dit autrement l'éducateur doit savoir pour une situation collective, ou individuelle analyser les besoins, proposer une réponse, mobiliser les forces et moyens nécessaires, réaliser le projet et enfin évaluer.

Il n'est pas soumis à une technologie semblable à l'ingénierie en aérospatial où tout est divisé en séquences, mais on attend de lui de la rigueur et de l'efficience. En particulier son action est en cohérence avec l'institution et la réalité des usagers : « *Son intervention s'effectue dans le respect du projet institutionnel et de l'expression de la demande des personnes accompagnées* ».

Cécile dans l'exemple : « Le plaisir d'être beaux... » donne un exemple de la pertinence du travail par projet, elle associe les résidents, s'appuie sur leur dynamique. Elle fait également, à travers le projet, ce que l'on peut appeler « le petit pas de côté », c'est-à-dire qu'elle n'affronte pas les résidents sur le problème de l'hygiène, elle les aide à améliorer la situation par la motivation et le plaisir.

Le projet est une mobilisation des différents acteurs concernés : usagers, professionnels, partenaires, familles, institutions environnantes, et pour qu'un projet ait des chances de réussites, il doit être épanouissant pour tous.

Le projet est basé sur la coopération.

Le projet, un outil de dictature ?

Peut-on oser une cette tautologie : trop de projets, tue le projet. Ce qui est certain c'est que le projet est limité par deux paramètres : l'éducateur n'a pas que le projet comme « outil », et l'individu n'est pas qu'une « base de lancement ».

L'éducateur s'investit en premier temps dans les relations, la communication avec l'usager. L'écoute, en particulier, suppose pour être de qualité que l'éducateur n'a pas une réponse avant l'écoute, ni même obligatoire après. Si son choix est « non directif », l'entretien peut être de qualité et ne rebondir sur aucune action : « *L'éducateur spécialisé établit une relation éducative à partir de ses observations et de situations du quotidien dans des espaces institutionnels formels et informels.*

Dans sa pratique, il adopte des attitudes et des postures basées notamment sur l'empathie, l'écoute et la bienveillance. Il s'adapte à l'autre en se rendant disponible.[2] ».

L'éducateur se rend disponible, et parfois c'est le seul besoin de la personne rencontrée, le fait de parler à un tiers peut permettre de trouver sa réponse.

« Il accompagne, dans une démarche éducative et sociale globale »

L'usager est, comme chacun, un être complexe. Même si l'accompagnement est global, c'est-à-dire qu'il s'intéresse à tous les aspects de la vie sociale, il n'est pas une gestion de la totalité de la personne. Il reste à chacun son intimité, son droit de refus, ses intimes convictions.

---

[2] *Commentaire de Jennifer*

À cet endroit-là de la lecture, l'image du petit prince me revient et notamment le passage dans lequel le renard lui apprend à apprivoiser l'autre. La base est en effet de créer un lien éducatif même si cela ne produit pas forcément de projet et n'est pas « rentable » d'un point de vue quantitatif. Sans ce lien éducatif il n'y a rien, pas l'ombre d'un possible accompagnement ou d'une prise en charge quelconque... pardon, je m'égare...

Le rôle de l'éducateur n'est pas une réorganisation, une modélisation de la vie de l'autre… pourtant dans certains exemples rencontrés nous avons croisés des franchissements des limites : « Pas de vacances pour Albert »… et « Une famille vraiment pas bien »

Pas de domicile, pas de papiers, pas de droits, pas de projets ?

Sans doute par déformation professionnelle, nous avons tendance à mettre du projet partout ; tout éducateur doit maîtriser la méthodologie de projet… Mais tous les publics n'ont pas le même accès au projet.

Une grande partie des usagers est dans ce que l'on appelle « l'aide contrainte », ils sont en fait sous mesure judicaire. Quand un juge décide d'un contrôle, d'obligations, il n'est pas pour autant en capacité de décider de l'adhésion de la personne. Or, la base du projet, est l'adhésion.

Certes, il est parfois possible d'utiliser positivement le contexte de la contrainte et par une relation « éducative » travailler de pair avec la personne. Le projet n'est pas impossible tout le temps, mais il reste souvent impossible. (Cf. chapitre « l'éducateur et la liberté »)

La capacité de se projeter est également un luxe matériel, légal, intellectuel et émotionnel. Combien d'usagers ne peuvent pas se projeter car demain ils seront peut-être ivres, chassés de la France, encore moins autonomes, ruinés… etc.

Il ne s'agit pas de rejeter le projet, mais juste de ne pas lui laisser l'exclusivité de l'intervention des éducateurs.

Quelques exemples de projets éducatifs…

Projets en cascade…

Justine est éducatrice dans un foyer de vie avec des adultes handicapés psychiques ou intellectuels, elle a l'idée de créer un journal interne, sa réflexion est : « *Comment mettre en place un projet collectif où chacun des bénéficiaires aurait une place en tant que véritable "acteur". Le mélange des pathologies au sein de la structure ne facilite pas ma réflexion. Chacun d'entre eux ont des besoins, désirs et capacités différents. Il fallait donc que je trouve un projet en adéquation avec leur projet personnalisé mais surtout avec les réelles ENVIES de chacun.*

Ma réflexion devait aussi m'emmener à une réflexion de cohérence face au projet d'établissement.

Toute cette réflexion m'a emmenée à créer un journal de structure où chacun d'entre eux participera à sa façon et selon leur capacité à l'élaboration de celui-ci. Après avoir écrit mon projet je l'ai proposé à ma direction qui l'a validé, et aux usagers qui semblaient ravis de ce que je leur proposais. »

• La première séance est centrée sur le choix du nom du journal, et la détermination du contenu : conseils de beauté, des recettes de cuisine, des blagues, des différentes manifestations/festivals. Justine émet l'hypothèse de mettre en place des interviews chez des corps de métier qu'ils souhaitaient découvrir.

• « *Trois d'entre eux me demandent s'ils peuvent poser des questions lors des interviews, deux autres proposent de faire des photos de ces interviews.* »

• Après la validation par la cheffe de service, c'est une séance afin de déterminer qui les usagers souhaitent ils interviewer : les pompiers, une radio, un fleuriste, des soigneurs animaliers du parc (ceux des singes et otaries si possible !).

• Quatre résidents et Justine sont allés à la radio. A la suite de cette interview, un partenariat s'est mis en place afin de pouvoir passer à la radio de temps en temps.

• Pour l'interview des pompiers certains ont pu réaliser leur rêve : monter dans les différents camions ! « *Moment très émouvant. Les résidents ont su gérer leurs émotions et ont été de vrais journalistes. La caserne a accepté de nous recevoir à sept personnes. Visite des locaux, démonstration d'intervention avec la grande échelle et photos individuelles dans les camions ont été réalisées et mises dans le journal.* »

• « *Après un retour positif de la part des familles, ouvriers, direction, collègues nous avons continué notre journal avec une parution mensuelle et ensuite tous les trois mois. Divers interviews ont eu lieu notamment des fleuristes, soigneurs animaliers, pompiers, aérodrome, les restos du cœur, vétérinaire, commerçant, luthier, policiers, moniteur d'atelier* de sous-traitance, cuisinier, ouvrier de la ferme de l'ESAT, ancien joueur de rugby, chèvrerie »

• Depuis cet interview un partenariat s'est développé. L'équipe se rend régulièrement dans cette chèvrerie « *Des transferts ont eu lieu au gîte de la propriétaire où le four à pizza a été bien investi !* »

• La journée au parc animalier a été très émouvante : « *L'otarie avec ordre de la soigneuse colla son nez sur la joue de madame Y. Des larmes coulaient sur son visage. Monsieur X s'empressa de photographier cet instant qui fut la "Une" de notre journal.*

Ce journal était un outil qui permettait aux usagers de se développer, d'exister, d'être acteurs (« individus choisissent de se développer, non pas dans une confrontation duelle, mais de se développer dans un champ d'application commun »

Texte issu du livret de Justine

Analyse :

• L'idée de Justine est en fait « un nuage d'idées », elle conçoit réellement avec les résidents.

• Le journal est l'enveloppe de micro-projets, parfois intimes, parfois collectifs.

• Le projet crée des liens avec des parents, des collègues et des partenaires.

• Les émissions radios, les journées à la chèvrerie amplifient la dynamique.

• Les caresses de l'otarie ne sont pas une anecdote, mais la démonstration de l'importance de l'empathie.

Conclusion :

Justine a la conclusion : « *Ce journal était un outil qui permettait aux usagers de se développer, d'exister, d'être acteurs* »

Le jeune au centre du projet

J'ai reçu dernièrement une jeune qui venait de l'IME

Suite à un diagnostic il en ressort les éléments suivants :

— Adeline souhaite arrêter l'école son parcours scolaire avec l'IME

— Elle réside chez ses parents

— Celle-ci a une RQTH[3] mais elle ne connait pas les indications que comprenait celle-ci.

— Son projet professionnel est de travailler dans un magasin type de vente alimentaire, un poste d'employé-libre-service.

Je lui ai donc demande le nom de son éducateur, je lui ai demandé si je pouvais prendre attache auprès de lui afin de mieux comprendre sa situation, celle-ci a accepté.

Après un échange avec Alexandre, éducateur le constat était le suivant :

— La jeune a un RQTH encore pour 2 ans avec orientation en milieu fermé.

— L'éducateur m'explique qu'il lui a proposé de réaliser des stages dans plusieurs ESAT mais elle a refusé.

J'ai donc pris attache auprès de MDPH, Nathalie F, celle-ci fait partie de la commission des dossiers des jeunes pour les demandes de RQTH /AAH/ORP, afin de savoir s'il était possible de mettre en place un stage en milieu ouvert pour cette jeune.

Nathalie valide ma demande après étude de son dossier.

Je prends donc également attache auprès de Cap Emploi, mon partenaire qui s'occupe du public handicapé, pour informer la conseillère référente des dossiers jeunes Mme G, que je reçois une jeune femme qui a une RQTH et je lui fais par de la situation. La partenaire valide ma proposition et me laisse pour le moment le suivi elle prendra le relais si besoin.

Je reçois donc de nouveau la jeune femme :

---

[3] RQTH : Reconnaissance de la Qualité de Travailleur Handicapé

Je lui propose de réaliser un stage en milieu ouvert à condition qu'elle essaie de faire également un stage en milieu dans un ESAT afin d'ouvrir le champ de possible et de découvrir les postes qu'il propose.

Celle-ci accepte, elle a donc démarré son stage à l'Épicerie Solidaire, celui-ci était d'une semaine elle y a mis fin à au bout de deux jours. Le rythme était trop dur pour elle, elle s'est sentie en difficulté, nous avons préféré ne pas insister et pour ne pas la mettre dans une situation d'échec. Quelques temps après elle a réalisé un stage à l'ESAT, celui-ci lui a plu, elle s'est rapidement intégrée. Adeline a décidé de travail dans ce type d'établissement, elle attend une place qui devrait se libérer très prochainement, en attendant elle est inscrite au centre social où elle fait partie de différents groupes d'activité tel que la couture, la marche…

Je laisse la personne actrice de son parcours, j'ai mis en place pour Adeline un stage en milieu ouvert afin qu'elle puisse être du libre de ses choix.

Je suis là pour co-constuire le projet il faudra parfois plusieurs étapes et réajuster celle-ci mais cela permet de rendre unique chaque accompagnement.

Virginie

Analyse :

• La jeune-fille concernée défend son rêve, le projet ne doit dons pas être "castrateur" mais un chemin vers la révélation.

Conclusion :

Le travail de Virginie est démonstration d'écoute, de partenariat et de co-construction.

Un projet de “zoreilles”…

Joseph est un jeune réunionnais de 15 ans, il habite une case dans le sud de l’île. Scolairement, il ne s’adapte pas, il préfère « aller dans le chemin » et fumer du zamal (cannabis local). Il est orienté dans un ITEP, situé dans l’ouest de l’île, à St Gilles, nommé « zoreiland » par les créoles (ce qui signifie pays des blancs)

• Rapidement le projet pour Joseph, « concerté » avec la maman est : scolarisation, arrêt du Zamal, et découverte des métiers. Joseph doit vivre en internat la semaine.

• Joseph fait des efforts, mais tout lui manque : ses amis, son chemin, le zamal.

• Il explique que lui son projet de vie, c’est être près de sa case et de sa grand-mère, « gagner un peu monnaie ».

• Il souffre, il fugue, il crise. Seule l’activité pêche avec un éducateur créole parvient à l’apaiser un peu.

• Ses fugues se rallongent, son maintien à l’ITEP n’a pas de sens. »

<u>Analyse :</u>

• La Réunion est une ancienne colonie, mais le clivage est présent chez les créoles, et chez les zoreilles. Pour accompagner Joseph, il faut déjà le rencontrer sur son chemin.

<u>Conclusion :</u>

Dans ce cas, on peut s’interroger sur le projet n’est pas, parfois, un outil de modélisation ?

Quelques clefs de lecture théoriques pour approcher de la « vérité ».

L'empathie, l'écoute et la bienveillance…

Ces concepts cités dans le référentiel sont issus des principes de non-directivité décrits particulièrement par Carl Rogers.

« Carl Ransom Rogers, né le 8 janvier 1902 à Oak Park (Illinois) et mort le 4 février 1987 à La Jolla (Californie), est un psychologue humaniste américain.

Il a principalement œuvré dans les champs de la psychologie clinique, de la psychothérapie, de la relation d'aide (counseling), de la médiation et de l'éducation.

Sa méthode met l'accent sur la qualité de la relation entre le thérapeute et le patient (empathie, congruence et considération positive inconditionnelle). Cette approche a été introduite en France sous l'appellation de méthode non-directive dans les années 1950, mais Carl Rogers l'avait déjà dénommée psychothérapie centrée sur le client (« Client-Centered Therapy ») puis approche centrée sur la personne ("Person-centered Approach") »

Dans nos exemples :

- Chacun d'entre eux ont des besoins, désirs et capacités différents. Il fallait donc que je trouve un projet en adéquation avec leur projet personnalisé mais surtout avec les réelles ENVIES de chacun.
- Je lui ai demandé alors ce qu'il ferait autrement pour ne pas en arriver là. À cet instant précis, il me dit comprendre enfin la phrase que je répète souvent « Vous ne devez pas vivre l'échec comme une fin, mais comme un autre début avec de l'expérience ».

La démarche globale…

*« La **démarche éducative** exige une approche **globale** du problème, c'est-à-dire qu'elle prend la personne dans son ensemble mais ne pas se focaliser uniquement sur la pathologie. »*

Il se pose alors la question des limites, du respect de l'autre, de la domination…

Dans nos exemples :

- *Je lui propose la possibilité d'intégrer une solution d'hébergement afin que son état de santé ne se dégrade pas davantage. Cela n'est pas envisageable pour lui. M. F n'a qu'une idée en tête : reconquérir son ex-compagne et vivre de nouveau avec elle.*
- *Il explique que lui son projet de vie, c'est être près de sa case et de sa grand-mère, « gagner un peu monnaie ».*

L'aide contrainte…

« Je veux que tu veuilles changer et pour cela, je veux que tu veuilles l'aide d'un travailleur médico-social pour un problème que je dis que tu as mais que tu ne reconnais peut-être pas. »

« L'aide contrainte en quelques mots

Le souci "humaniste" qui traverse depuis longtemps les champs de la justice, de la réinsertion, de l'aide contrainte est sans aucun doute un progrès considérable. Cependant, il ne peut occulter les effets pervers dont il pourrait être porteur. Notre analyse de l'aide contrainte ne devrait, de plus, jamais s'entendre comme une mise en accusation de la bonne foi et de la compétence des acteurs de ces secteurs mais comme un appel à la vigilance. Il s'agit, avant tout, du décryptage d'une situation au sein de laquelle, quelles que soient leurs intentions, les intervenants de l'aide contrainte sont piégés. »

Guy Hardy, S'il te plaît, ne m'aide pas !

Dans nos exemples :

• *Rapidement le projet pour Joseph, concerté avec la maman est : scolarisation, arrêt du Zamal, et découverte des métiers. Joseph doit vivre en internat la semaine.*

• *Joseph fait des efforts, mais tout lui manque ses amis, son chemin, le zamal.*

L'éducateur et l'activité

Quelques clefs de lecture sur la place de l'activité dans l'action éducative.

L'activité, un truc d'animateur ?

Le métier d'éducateur est souvent approprié par des personnes éloignées de la profession, tout le monde est éducateur : parents, le grand frère (à la télé ou pas), le voisin qui sait comment faire…

Peut-être pour rattraper ce manque de reconnaissance de la profession, beaucoup d'éducateurs s'amusent de l'amateurisme d'une autre profession : l'animateur socioculturel. Il arrive que ce métier ne soit pas pris au sérieux, même méprisé. Par exemple lors d'un accompagnement AEMO, si un enfant bénéficie d'activités socio-culturelles, rares seront les éducateurs à envisager un partenariat avec ce non-collègue., ou autre exemple lors d'un jury VAE, l'échange se porte sur un candidat particulièrement « hors des clous », plusieurs personnes dans l'assemblée concluent par « c'est un animateur ! »

Si ce phénomène est ressenti, il existe un fait objectif, l'outil de l'action socio-culturelle est l'activité, et les éducateurs réalisent des quantités impressionnantes d'activités, sans aucune formation ; il semble que la maîtrise de l'activité soit innée chez l'éducateur.

En particulier dans les institutions, les éducateurs sont appelés à décliner un planning occupationnel, ainsi s'enchainent les ateliers cuisine, bibliothèque, peinture, travaux manuels, jardinage.

Parfois les usagers désertent une activité, qu'importe ! On passe à la suivante.

Le constat n'est heureusement pas aussi désastreux, car souvent l'éducateur est un ancien animateur (de vacances) et beaucoup d'éducateurs s'impliquent, ils osent à partir de leurs talents, et de leurs expériences proposer des activités de qualité.

L'activité, un truc dérangeant ?

L'idée de l'activité n'est pas seulement d'occuper, d'éviter l'ennui, elle est surtout l'apprentissage par le « faire » l'action socioculturelle émane de l'éducation populaire, cet espace de promotion de la personne par elle-même, le groupe, l'expérience.

Cette approche éducative est en effet antinomique avec celle que l'on retrouve encore dans l'éducation spécialisée : il y a les guides, et les guidés.

Dans cette approche, l'activité est un outil professionnel qui demande d'abord une réelle technicité, pour réaliser des choses simples, il est indispensable d'en avoir une grande maîtrise, que ce soit en cuisine, en théâtre, en sport...

De plus l'activité est une action de « communication constructive », elle demande la définition d'un champ d'application partagé, où tous entrent en interaction.

L'animateur/éducateur est alors dans la dynamique du groupe, il n'est pas protégé par un statut d'exception.

Cette implication nécessaire est parfois la raison du rejet de l'activité par l'éducateur.

L'éducateur qui est dans la pratique, l'engagement existe… tout comme l'éducateur qui est exclusivement dans le discours, une posture "inaltérable". La posture, très enseignée et surtout très exigée par les employeurs, conduit certains éducateurs à refuser tout altération de l'image : pas de confidences, pas de tutoiement, pas de jeux de rôles en formation… Pour d'autres éducateurs, la posture se mesure par la relation de confiance établie. Les barrières des conventions professionnelles peuvent parfois tomber, quand « c'est nécessaire » : on parle de sa famille pour rassurer, on tutoie éventuellement, on partage un instant « d'être à être », on ose partager ses doutes avec les collègues.

L'activité, un truc thérapeutique ?

L'activité entre dans la profession par un nouvel angle : le média. Les thérapies « dynamiques » se sont multipliées dans les institutions : art thérapie, musico thérapie, équithérapie…

Au contact de ces nouvelles expériences, le métier a redécouvert que l'usager peut évoluer et s'épanouir à travers une pratique, l'usage d'un média. L'avantage de l'approche thérapeutique c'est qu'elle est plus acceptable car les thérapeutes sont crédibles au regard de l'éducatif.

De fait, les champs se regroupent, avec des outils d'analyses différents au départ, mais qui convergent sur l'apprentissage par le « faire », la mise en confiance de l'usager, et « l'effacement » de l'animateur.

L'activité, une piste pour redéfinir le métier…

Les projets qui se transforment en activités partagées, régulières définissent de nouveaux contours au travail de l'éducateur. L'éducateur utilise « ses tripes » ses savoir-faire non issus de la formation initiale ; il apprend aussi à co-constuire avec des partenaires externes, les parents, et des collègues, les psychologues par exemple.

C'est une belle aberration… Le cœur du métier n'est pas dans le cœur de la formation initiale…

Quelques exemples d'activités éducatives…

Activité poules…

<u>Mise en place d'un poulailler à la MECS</u>

« Au cours de l'année 2019, plusieurs activités alliant les animaux ont été proposées aux jeunes Certaines en individuel (se rendre au refuge pour passer un temps avec les chats et les chiens) et d'autres collectives (séjour avec des ânes, visite d'une chèvrerie, atelier de prévention contre les morsures de chien). Ces activités ont été proposées aux plus jeunes du groupe (13-14 ans). Les jeunes ayant participé ont tous bien « adhéré » à ce type d'activité et demandent à renouveler cette expérience.

À travers ces activités, j'ai pu observer que l'animal a été un moyen pour aborder des thématiques spécifiques avec les jeunes. À plusieurs reprises le comportement de l'animal a pu faire du lien, par exemple une jeune qui a montré beaucoup d'appréhension lors de la première balade à dos d'âne et qui a la fin du séjour n'avait plus besoin de l'adulte à ses côtés. Je me suis appuyée sur cette activité pour mettre en place un travail sur l'angoisse à faire face à une nouvelle situation avec cette jeune. Il a été également remarqué que le contact avec les animaux a favorisé la cohésion de groupe, l'entraide et le respect chez les jeunes. À plusieurs reprises, les jeunes ont fait la demande d'avoir des animaux au sein de la MECS.

- Depuis ma plus tendre enfance il y a toujours eu des animaux autour de moi (chiens, chats, vaches, moutons, poules, chèvres, lapins). Très vite les animaux m'ont fascinée et leurs présences à mes côtés sont devenues indispensables pour mon épanouissement personnel.
- Depuis je ne cesse de me renseigner sur ce sujet, de proposer des activités en liens avec les animaux afin d'étayer d'avantage mes connaissances. Je souhaite par la suite et pour compléter mes connaissances et compétences suivre une formation professionnelle pour devenir intervenante en médiation animale.
- Il m'a été très facile et rapide de dégager quelques objectifs de départ à atteindre et à travailler avec un tel projet :
- Favoriser la notion de responsabilité du jeune
- Favoriser la confiance en soi et l'estime de soi
- Favoriser l'autonomie du jeune : apprendre à prendre soin de l'animal pour apprendre à prendre soin de soi-même.
- Favoriser le respect

- Favoriser la notion d'engagement
- Permettre de désamorcer une tension, une crise
- Favoriser la communication entre les jeunes

La poule, animal médiateur

Au cours de mes différentes lectures sur ce sujet et de mes observations lors de mes différentes expériences professionnelles, j'ai pu observer que la présence d'un animal sollicite différentes capacités chez l'Homme (enfants, adultes).

Des capacités cognitives, « les relations avec les animaux créent aussi des situations et contextes qui alimentent, stimulent et structurent de nombreux processus cognitifs et intellectuels, notamment ceux qui fondent les apprentissages ». Par exemple dans le cadre du poulailler le jeune devra retenir la chronologie des soins à apporter à l'animal (à quel moment de la journée il devra ouvrir et fermer le poulailler, à quel moment de la journée nourrir les poules) cela mobilisera son attention et sa mémoire.

Des capacités affectives, « l'animal transmettra de l'affection, de l'attachement de l'amitié. [...] Il va aider à faire face à l'isolement ou à une solitude ». L'animal est en capacité de recevoir de l'affection et d'en retourner sans jugement, son affection est inconditionnelle.

Des capacités sociales, l'animal favorise le développement social de l'homme en favorisant l'estime de soi par le sentiment d'utilité qu'il procure lors des soins à apporter (nourrissage, pansage, entretien du lieu de vie). « L'animal joue ce rôle important de médiateur non menaçant et il facilite ainsi l'intégration sociale pour les personnes handicapées, fragilisées, exclues ».

La poule est un animal plutôt curieux et sociable. Sa taille étant petite, il est facile de s'en approcher.

Le travail autour du poulailler renforce le sentiment d'utilité du fait de trier ses déchets alimentaires au quotidien pour nourrir les poules afin qu'elles puissent produire des œufs qui seront à leurs tour valorisés.

Le projet peut vivre maintenant…

EVALUATION

- Au cours de la phase de mise en œuvre du projet, des objectifs intermédiaires s'y sont greffés au fil des échanges avec mes collègues. Via ce projet des objectifs bien précis et en lien avec des objectifs du projet individualisé de certains jeunes ont pu être travaillés et mis en avant.
- L'ensemble des jeunes s'implique à sa manière dans ce projet, les jeunes en parlent régulièrement et ils semblent impatients de l'arrivé des poules. Des jeunes qui se montrent plutôt réservés sur ce projet m'ont demandé à être présente le jour où nous allons chercher les poules.
- La grande difficulté que j'ai eue lors de la confection et de la mise en œuvre de ce projet a été de mobiliser l'ensemble de mes collègues. Il a fallu que j'explique à de nombreuses reprises les bienfaits de l'animal pour les enfants et jeunes accueillis. La plus grande crainte de mes collègues a été au niveau de la potentielle violence que les enfants et/ou les jeunes pourront avoir envers les animaux.

Le jour de l'acquisition des poules, plusieurs jeunes semblaient démotivés du projet, il a fallu que je les sollicite davantage pour m'accompagner. Une fois sur place, une excitabilité s'est emparée du groupe, les jeunes ont observé les différentes races, la couleur des poules a été très importante pour eux. Chacun y allait de son commentaire et chacun a pu verbaliser sa préférence. Le groupe a réussi à s'auto réguler et à choisir ensemble les deux poules qu'ils souhaitaient sans l'intervention de l'adulte. Les jeunes les plus réticents au projet ont été les plus demandeurs lors de cette journée, par exemple ils ont demandé à porter le carton de transport, à aider pour l'installation. Un jeune en particulier m'a interloquée car il a toujours été en retrait du projet, ne souhaitant pas s'investir et il a été un des premiers à vouloir porter le carton de transport des poules, durant le trajet il a souhaité avoir le carton de transport sur ses genoux. Ce jeune, qui présente des difficultés à exprimer ses émotions, s'est montré rassurant envers les poules, il leur a parlé durant le trajet, avec une voix douce et calme, il a cherché à établir un contact avec elles en les regardant et en essayant de les toucher. Ce jeune a abordé un large sourire durant ce moment passé avec les poules.

L'image de ce jeune, avec le carton sur ses genoux et ce grand sourire aux lèvres me conforte une fois de plus dans cette idée que côtoyer un animal amène du positif à l'Homme. Pour aller plus loin sur ce sujet la prochaine étape de mon projet est de me former en médiation animale afin de pouvoir mieux évaluer les besoins et proposer des activités adaptées aux jeunes. »

Texte extrait du livret de l'éducatrice

<u>Analyse :</u>

- L'éducatrice part de sa sensibilité, pour s'impliquer, elle ne peut pas être neutre, sans ressenti.
- Le montage du projet n'est pas aisé, il est nécessaire d'analyser, de proposer, de convaincre.

• L'image finale est essentielle, une relation de tendresse, un enfant « en abandon » qui se mobilise pour des poules…

Conclusion :

Le projet crée une activité régulière, contraignante, exigeante… elle reflète la vie, l'éducation, la responsabilité. Tout ce travail repose sur une grande sensibilité à la vie, la technicité ne suffit pas. D'ailleurs l'éducatrice a conscience de la nécessité de se perfectionner…

Une activité touchante…

L'activité est née d'une observation conjointe de psychologues et d'éducateurs d'AEMO : les usagers (enfants et parents) ont beaucoup de difficultés dans leur lien au corps. On relate alors des brutalités, des manques d'hygiène, des contacts trop fusionnels, ou au contraire l'absence de contacts.

Cette réflexion conduit à un partenariat avec un professeur de judo. Il s'agit alors de mettre sur le tatami des enfants, des parents, des éducateurs et d'apprendre à se toucher par des jeux, des confrontations réglementées, des aides mutuelles…

Une psychologue est présente, mais reste hors-jeu, elle regarde les freins et les évolutions.

Lors des séances on constate :

• Des jumeaux garçons qui ne savent au début que s'affronter, et qui deviennent respectueux.

• Une maman, d'habitude fuyante avec son enfant qui accepte le contact.

• Un adolescent qui refuse l'éducateur, puis joue avec. Hors du tatami, il acceptera également l'échange.

Un papa « sans prétention » devient un partenaire de jeu…

Les petites évolutions sont multiples, et s'inscrivent dans les vies et les relations. Elles ne naissent pas des discours.

Conclusion :

Cette activité est un exemple exceptionnel de partenariat « confondu ». Chaque partenaire, prof de judo, psychologue, éducateur transforme son métier, travaille avec l'autre et différemment. Le résultat n'est plus une action « sous contrainte » mais une action éducative où des gestes et des attitudes impriment le changement autant dans les familles que les professionnels.

« Les Jolys Chœurs ».

Cela va faire quelques années qu'au sein de l'Ime j'anime et co-anime des ateliers transversaux (en catégorie d'âges) d'expression artistique autour de l'art pictural, de l'expression théâtrale, de la pratique musicale et du chant. Hormis une représentation artistique à l'année au sein de l'institution, les conditions d'exporter une représentation dans le milieu ordinaire sont minces. Une souplesse organisationnelle a autorisé à se projeter dans une réalisation se voulant extra-muros dans les lieux de sa finalité permettant de faire vivre une expérience atypique qu'est la scène, univers que je côtoie de manière personnelle. Peu de temps après la rentrée de septembre 2016, je constate que les grands adolescents et jeunes adultes du groupe dans lequel je suis éducateur référent, passent beaucoup de temps à se retrouver au moment des pauses méridiennes à chanter autour de leur portable. En me posant auprès d'eux, je leur demande si de monter une chorale leur plairait. L'engouement qui les caractérise facilite énormément dans un premier temps l'adhésion à cette perspective. Je leur réponds que j'avais évoqué en réunion l'éventualité de vous proposer cela, Malik – un éducateur d'un autre groupe – est prêt à rejoindre l'aventure avec quelques-uns de "ses" jeunes. « C'est pour chanter devant les parents ?? ». Je réponds qu'en fonction de ce que nous pourrions proposer, on pourrait très bien chercher à se produire à l'extérieur de l'Ime. « Devant des gens ??! », « bien sûr que non répondis-je, devant des vases !! ». Devant les yeux écarquillés de certains jeunes, je constate par avance le travail de réassurance à venir. Ainsi, après en avoir avisé l'équipe pluridisciplinaire et ma hiérarchie, je convie les groupes des adolescents, des jeunes majeurs et adultes un matin d'accueil, afin qu'ils puissent s'exprimer sur leurs désirs de participation ou non et que l'on commence de réfléchir ensemble à la forme que l'on donnera. Au total, une dizaine de jeunes se portent volontaires. « – on va chanter avec des classes du collège ? – non ! Répondis-je, ce sera nous, disons plutôt Vous, qui serez sur la scène, c'est vous les stars ! Je vous accompagnerai en retrait. Vous êtes capables de grandes choses ! ». Après cette bouffée de projection positive, un créneau de répétition est posé pour le mercredi matin. Je leur demande d'ores et déjà de réfléchir pour la semaine suivante à des morceaux ainsi qu'à l'appellation que portera notre formation. Durant cette pause de réflexion, je m'attelle de réfléchir à comment permettre que les personnes puissent trouver leur place. En effet, le groupe choral est composé de onze jeunes, six filles et cinq garçons, hétérogènes dans leurs problématiques ainsi que dans l'expression vocale, qui parfois semble être hasardeuse quand je les entends du bout du couloir ! Je considère d'emblée prendre le parti pour une expression assez connue : peu importe l'arrivée, l'importance réside dans la qualité du chemin parcouru. Je me permets donc avec la complicité de mon collègue de ne pas figer le projet choral à son écrit ; je sais par expérience qu'il doit constamment se réajuster en fonction des demandes et des nouvelles observations que je ne manquerai pas de révéler lors des réunions cliniques et/ou éducatives. Une semaine de passée et nous nous retrouvons avec les jeunes dans une grande salle où siège un piano quelque peu désaccordé, ma guitare sur son stand et les jeunes avec pour certains, des papiers à la main. Je leur demande s'ils ont trouvé un nom de scène qui nous caractériserait : « La chorale de l'Ime, les chanteurs, les bourreaux des cœurs, » à ce moment je leur soumets une proposition venue en écoutant les leurs : « Que dites-vous des Jolys Chœurs ? », sachant que notre établissement se nomme Ime Claude Joly. Tous sont unanimes et adoptent ce libellé. Pour le choix des chansons, un flot de propositions abonde, mélangeant des chansons à la mode radiophonique du moment et morceaux plus classiques. Je me permets de poser certaines limites, non pas pour eux, mais pour moi, dans mes capacités d'accompagnement. Mon collègue étant très distant du monde artistique, sa place se projette au sein du groupe afin d'être un soutien pour une jeune en particulier, Elsa, portant des difficultés comportementales. Nous finirons tous par nous mettre d'accord sur le thème de l'amour et que cela orientera le choix des chansons. La semaine suivante, nous avons retenu : « Maman » de Louane, « J'ai demandé à la lune » d'Indochine, « Couleur Café » de Gainsbourg, « Monde Virtuel » de M, « Dis-moi que l'amour » de Marc Lavoine, « Je ne t'aime plus » de Manu Tchao. Pour finir, nous établissons des règles de vie communes : pas de moqueries (le rire naît d'une situation et pas de ce qu'est une personne : « ce que tu as dit, fait est drôle ! »), nous sommes tous différents donc la tolérance et l'entraide est de mise, prendre plaisir et en donner, être à l'heure. De là, commencent près de six mois de répétitions hebdomadaires. Nous avions au départ, au moins la date de la kermesse de l'Ime début juin. Les répétitions sont le moment d'une expression libre afin que la voie de la voix se libère. Une réflexion d'Alicia reste dans mon esprit : « Tu crois que nous, on sera vraiment capables de chanter devant les autres ? » Qui sont ces "autres" ? Ce sont les gens que l'on ne connaît pas, pouvant être porteur de regard difficile à interpréter. De là, vient un sujet amenant à l'affirmation de la personnalité : pourquoi est-ce que l'on se retrouve à l'Ime ? Je suis surpris par le recul de certains jeunes dans la connaissance de leur déficience, mais aussi par le déni d'autres. Savoir ce qu'est une trisomie 21 et se refuser de l'être. Ces points sont ramenés en réunion où la psychologue se retrouve avec un peu plus de grains à moudre afin qu'elle me fournisse le levain nécessaire nous permettant d'élever au plus haut ces personnes. Ceci permit d'amener le thème du handicap en groupe de parole, animé par la psychologue. De nombreux échanges entre elle et moi ont lieux afin que je puisse m'ajuster au mieux dans mes demandes auprès de certains jeunes (rapport au corps, à l'expression…). Ma réponse, après une explication de mon travail auprès d'eux et le pourquoi de différents établissements scolaires, sociaux et médico-sociaux est celle-ci : « Handicapé et alors, on a tous une tête, on respire tous le même air ! Oui certains ont plus de difficultés que d'autres, et bien, on prend plus de temps et c'est tout ! On va leur montrer aux « autres » qui sont les Jolys Chœurs !!! » Là-dessus, je leur annonce qu'en plus de la représentation de la kermesse, s'ajoute deux premières parties de soirées de samedis à la Maison du peuple de Fourchambault pour le « Grand Cabaret » et au théâtre des Forges Royales de Guérigny dans le cadre du festival « le vide-greniers de l'Âme », ainsi qu'un après-midi de semaine dans une maison de retraite à Nevers. Le moment est alors à la stupéfaction, la jubilation parsemée de quelques appréhensions. Maxence fait remarquer que le samedi, ils sont en famille, l'Ime étant un externat. A partir de ce moment interviennent mes principaux alliés : les Familles. En effet, étant donné que les dates de représentations ont lieu principalement le samedi, nous comptons sur elles afin qu'elles amènent leurs jeunes et qu'elles siègent parmi le public. Pour ce faire et de manière précoce, je les tiens informés régulièrement de l'avancée de la chorale par le biais de mots dans les cahiers de liaisons de leurs jeunes. Ils pouvaient prendre cette forme : « Chers Parents bonjour ! Vous n'êtes sûrement pas sans savoir que votre jeune s'est inscrit dans une chorale « Les Jolys Chœurs ». Nous avons pour objectif de nous produire non seulement à l'Ime, mais dans des scènes extérieures à l'institution. Ainsi, nous avons besoin de Vous ! Sans votre aide pour amener et soutenir votre jeune, le projet sera plus que mis à rude épreuve. Nous vous tiendrons informé suffisamment de temps à l'avance afin que vous puissiez vous organiser dans les déplacements. Artistiquement vôtre, Sébastien et Malik !

L'implication des familles autour de la vêture de scène (rouge en haut, noir en bas), de l'acheminement du jeune et de l'encouragement en tant que public ne va pas de soi. Il y a un grand nombre de précédents où des projets furent mis à mal par l'absence de soutien familial ; qu'il soit logistique, matériel et/ou affectif. Ces messages à l'attention des parents sont réguliers, environ une fois tous les mois et demi, avec une demande de réponse autour de l'implication. Timides au départ, les retours se font de plus en plus réguliers et de la part de l'ensemble des familles concernées. Et pour cause ! Les jeunes se retrouvent aux pauses méridiennes afin de répéter en complète autonomie les morceaux. Ils s'appellent le week-end pour échanger autour de ce projet en termes d'engouement et parfois d'angoisses… Revenons un instant sur la progression des répétitions avant de finir sur les représentations. L'animation, du latin anima « souffle, âme », qui amène de la vie. L'animation fût en effet un élément clé afin de servir le projet éducatif de la chorale : prendre le temps d'expliquer les paroles d'une chanson, susciter les questionnements, accueillir les idées de mise en scène, adopter une attitude « relâchée » où l'humour (en termes de transmission de la bonne humeur) siège sur son mât de Cocagne. Et surtout, dédramatiser le fait d'être une personne déficiente intellectuelle en permettant de se connaître et de se permettre de se projeter dans un projet collectif. Au fur et à mesure des répétitions, d'un soutien actif, je me détache peu à peu de l'accompagnement d'élocution, car la forte participation fait que les uns aident les autres en resituant le travail répété maintes fois lors des séances précédentes. La particularité de cette chorale fut la singulière Elsa. Chantant tantôt à l'unisson ou en écholalie à la fin d'un vers. Nous parvînmes, avec Malik à ses côtés, à ce que ces décalages s'intègrent dans l'ensemble de chœur. Malgré le stress de l'imprévu, toutes les familles acheminent leur jeune le jour des représentations. Mieux, elles restent afin de voir se produire la chorale, quitte à payer l'entrée notamment pour le théâtre des Forges Royales ! Une première ! Il en va de même pour le Grand Cabaret de Fourchambault. Devant un public s'étalonnant de 133 à 200 personnes, les jeunes n'ont pas plié. La dynamique de groupe est renforcée par l'ambiance des coulisses où tous en cercle, bras dessus-dessous nous répétions ces mots : « Ils sont chez nous ! On les invite à passer un bon moment ! On s'amuse et on prend plaisir ! » Certes il y eu certains couacs ! Et comme en répétition, je m'arrête net et crie, « c'est quoi c'bazar ! Allez on r'prend ! ». La joie, la bonne humeur, l'envie de bien faire et de transmettre un message a transcendé ces choristes. « Handicapés !? Ouais, et alors ?! ». Les familles sont venues nous trouver mon collègue et moi afin de partager leurs ressentis. Beaucoup ont pu exprimer leur admiration pour leur jeune, en marquant leur propre incapacité de se mettre en scène devant autant de monde, « je découvre mon enfant comme je ne l'avais jamais vu ». Je demandais sciemment aux jeunes concernés de nous rejoindre afin qu'ils puissent entendre ces mots. Ainsi d'un travail de confiance en soi s'étalant sur plusieurs mois lors des répétitions, vient la consécration d'une estime de soi positive par la reconnaissance parentale et du milieu ordinaire. Par la suite, au sein du quotidien de la vie institutionnelle de l'Ime, les choristes semblent avoir pris de l'assurance dans l'expression de leurs émotions, renforcée la dynamique sociale positive du groupe (constat de la psychologue au sein de groupes de parole) ainsi que dans la fierté que procurent les souvenirs de cette aventure commune.

Texte de Sébastien éducateur-artiste.

Conclusion :

L'éducateur a des talents, et ses talents deviennent une force collective aux bénéfices des enfants et des adultes. Une véritable invitation à repenser le métier d'éducateur.

Quelques clefs de lecture théoriques pour approcher de la « vérité ».

La relation « constructive ».

Cette relation n'est pas une relation spontanée, voire « naturelle », elle est **élaborée, et délibérée**.

Elle crée « société ».

Les deux individus choisissent de se développer, non pas dans une confrontation duelle, mais de se développer dans un champ d'application commun : un projet, une organisation, un apprentissage.

Par exemple, l'enseignant n'est pas le détenteur d'un savoir, mais l'animateur d'un espace de découverte.

Il s'agit d'une construction, le champ d'application est l'émanation d'une volonté. Il n'est pas « naturel » dans le sens où qu'importe le modèle, organisation, formation, projet, le champ est d'abord imaginé et proposé. Il est le résultat de règles, de lois, d'accords, de reconnaissance.

David Lerenard « essai de communication constructive »

Dans nos exemples :

• « L'animal joue ce rôle important de médiateur non menaçant et il facilite ainsi l'intégration sociale pour les personnes handicapées, fragilisées, exclues ».

• Il s'agit alors de mettre sur le tatami des enfants, des parents, des éducateurs et d'apprendre à se toucher par des jeux, des confrontations réglementées, des aides mutuelles…

• Au fur et à mesure des répétitions, d'un soutien actif, je me détache peu à peu de l'accompagnement d'élocution, car la forte participation fait que les uns aident les autres en resituant le travail répété maintes fois lors des séances précédentes.

L'éducation populaire

Katia Rouff

Issue de la Révolution française, l'éducation populaire porte une démarche ambitieuse : former des citoyens conscients et critiques, capables d'agir sur leur environnement pour le changer. Où en est-elle aujourd'hui ?

Bien malin celui qui pourrait définir précisément l'éducation populaire. Elle démarre avec la Révolution, est marquée par l'affaire Dreyfus, le Front populaire et la Résistance. Elle milite pour une diffusion de la connaissance au plus grand nombre, dans un souci d'émancipation individuelle et collective. Culture, sports, activités ludiques… autant d'apprentissages pour développer ses capacités à vivre en société, à confronter ses idées, à prendre des responsabilités… bref à devenir un citoyen actif. Si ses champs d'action – longtemps liés aux activités complémentaires de l'école – ont changé, ses missions restent d'actualité.

Dans nos exemples :

• Le projet crée une activité régulière, contraignante, exigeante… elle reflète la vie, l'éducation, la responsabilité.

• Les petites évolutions sont multiples, et s'inscrivent dans les vies et les relations. Elles ne naissent pas des discours.

• Ainsi d'un travail de confiance en soi s'étalant sur plusieurs mois lors des répétitions, vient la consécration d'une estime de soi positive par la reconnaissance parentale et du milieu ordinaire. Par la suite, au sein du quotidien de la vie institutionnelle de l'Ime, les choristes semblent avoir pris de l'assurance dans l'expression de leurs émotions, renforcée la dynamique sociale positive du groupe (constat de la psychologue au sein de groupes de parole) ainsi que dans la fierté que procurent les souvenirs de cette aventure commune.

Art et émancipation

« L'art, non seulement en tant que domaine spécifique de l'activité humaine, mais comme régime d'action, de visibilité et de pensée, peut contribuer à cette prise de conscience en mettant en avant la possibilité de tous de "faire œuvre". L'art éclairerait ainsi les processus inhérents à une possible émancipation ; en retour, l'exigence émancipatrice conduit à interroger les pratiques d'enseignement artistique. »

L'œuvre et l'expérience de la condition émancipée

Sylvain Fabre

Dans nos exemples :

Une réflexion d'Alicia reste dans mon esprit : « Tu crois que nous, on sera vraiment capables de chanter devant les autres ? » Qui sont ces « autres » ? Ce sont les gens que l'on ne connaît pas, pouvant être porteur de regard difficile à interpréter. De là, vient un sujet amenant à l'affirmation de la personnalité : pourquoi est-ce que l'on se retrouve à l'Ime ?

Partenariat juxtaposé et confondu

Un extrait d'un article de Jacques TREMINTIN :

« *Le partenariat n'est pas simplement la juxtaposition d'interventions, c'est le regroupement de professionnels partageant tous le même projet ciblé qui décident de mettre leur réflexion et leurs efforts en commun, pour mieux répondre aux problèmes d'un usager. On se lie pour se compléter, car on est convaincu que la problématique en cause dépasse de loin les capacités d'un seul professionnel…*

Aider à rechercher une solution et à mettre en œuvre des propositions, ce n'est pas les imposer, mais balayer le champ des possibles, repérer les limites des interventions de chacun et s'enrichir des connaissances et des expériences de tous. Il s'agit donc avant tout d'accepter de placer ses propres pratiques professionnelles sous le regard critique et dans la conflictualité d'approches différentes.

Dans nos exemples :

Cette activité est un exemple exceptionnel de partenariat "confondu". Chaque partenaire, prof de judo, psychologue, éducateur transforme son métier, travaille avec l'autre et différemment. Le résultat n'est plus une action « sous contrainte » mais une action éducative où des gestes et des attitudes impriment le changement autant dans les familles que les professionnels.

Ces points sont ramenés en réunion où la psychologue se retrouve avec un peu plus de grains à moudre afin qu'elle me fournisse le levain nécessaire nous permettant d'élever au plus haut ces personnes. Ceci permit d'amener le thème du handicap en groupe de parole, animé par la psychologue. De nombreux échanges entre elle et moi ont lieux afin que je puisse m'ajuster au mieux dans mes demandes auprès de certains jeunes (rapport au corps, à l'expression...)

Les partenariats et réseau...

La définition de Jacques Trémintin peut être complétée par deux notions : il n'y a partenariat que si les acteurs sont égaux et complémentaires.

Égaux signifie qu'u aucun partenaire n'a d'ascendant sur l'autre, cette notion exclue les parents, les financeurs, les donneurs d'ordre, les prestataires... le partenariat est une adhésion de personnes ou d'institutions « nécessaires », qui décident de co-constuire.

Complémentaires, car chacun a conscience d'être insuffisant, a besoin de regards et de compétences étrangères, à lui.

Il est actuellement de bon ton de compléter la notion de partenariat par celle de réseau, le réseau étant une organisation qui permet de conduire de manière isolée un flux, ce qui est vrai pour le réseau électrique, pour l'eau, pour l'information, et toute sorte de trafic. Le mot réseau est utilisé, avant d'être utilisé par le social, pour les organisations interdites ou discrètes : sectes, résistance, mafia, drogue...

Le réseau sert donc à diffuser des flux protégés, privés, éventuellement secrets.

Quand j'étais formateur en DEFA (Diplôme d'État à la fonction d'Animateur), il existait une unité appelée « environnement social de l'animation », et nous parlions alors **de maillage institutionnel**. Ce concept permet d'imaginer une couverture, des liens et une grande visibilité. Il ne s'agissait pas de créer des privilèges ou des passe-droits mais de développer le DROIT COMMUN.

Il va de soi que je préfère cette expression peut être désuète. Le passe-droit est devenu, malheureusement, une règle dans nos dispositifs. Les administrations sont très opaques et confuses, elles créent elles-mêmes des postes de « régulation » pour échapper aux lois informatiques et impersonnelles. L'accès au droit est devenu impossible pour beaucoup de personnes, des droits sociaux ne sont jamais réclamés, les délais d'attente sont impossibles... le « bon » travailleur social est maintenant celui qui sait déjouer les pièges tentaculaires des institutions...

L'éducateur et le « psy »

Quelques clefs de lecture sur la place de l'éducation, de la psychologie, de la thérapie.

L'éducatif ?

Pas une science mais nourri par des sciences (sciences de l'éducation), en fait **une pratique** appuyée sur des méthodes.... Une méthodologie

L'éducatif ne guérit pas, il n'est pas soignant, mais peut participer aux soins (au soin ?).

Ainsi l'éducateur intervient dans des missions de soins dans de nombreux établissements médicosociaux, sous les ordres ou sous les consignes d'un psychiatre.

Parfois son rôle se résume à « changer les couches », d'autres fois, il devient un collaborateur essentiel, il anime une activité à caractère thérapeutique.

Dans l'action sociale pure (MECS, foyer non médicalisés...) l'institution va rechercher des partenariats pour « alléger » les accompagnements. Les usagers souffrent de maux diagnostiqués ou non, ils deviennent violents, ou renfermés, inaccessibles à l'accompagnement éducatif.

Le partenariat avec les services psychiatriques sont souvent délicats, ainsi un jeune en crise, qui tape, qui casse devient aux urgences psychiatriques un jeune en manque de cadrage éducatif.

Les deux sphères professionnelles sont souvent dans l'incompréhension mutuelle, voire en conflits de pouvoir.

Il est difficile pour un psychiatre d'être sous les ordres d'un directeur d'établissement, et l'injonction médicale peut sembler hors réalité.

Face à la médecine l'éducateur peut être perçu comme un "dresseur", un profane des sciences humaines.

<u>L'éducateur a alors deux façons pour définir son métier :</u>

- Former aux comportements attendus (dressage)
- Renforcer la confiance en soi (accompagnement)

La psychologie ?

Une science humaine, donc pas une science exacte. Plusieurs "écoles". En fait une étude de « l'âme » (esprit), appuyée sur des théories et des observations.

La psychologie vise à expliquer des comportements. Elle « éclaire » en particulier les situations où l'éducateur intervient. Elle ne crée pas une « autorité » sur l'éducatif, mais une « guidance ».

La thérapie ? (En psychologie)

Il s'agit d'un travail de soin avec la participation du sujet, après une réflexion partagée, afin de résoudre des problèmes rencontrés, et d'améliorer la vie de la personne.

La thérapie est alors un ensemble d'actes souvent basés sur des « médias » (art thérapie, musicothérapie… etc.)

L'action éducative et la thérapie peuvent s'associer dans un projet thérapeutique et éducatif. (Réalisation d'une peinture collective…)

La psychiatrie ?

La psychiatrie est issue de la médecine, de ce fait elle est reconnue comme soignante, basée sur une science évolutive mais faisant autorité.

Elle définit les situations acceptables et les situations appelées à être corrigées (déviantes), son intervention est donc corrective, elle agit avec ou sans médicaments.

Le partenariat avec la psychiatrie est rare, car la psychiatrie a autorité. Il s'agit de contributions (observations, expériences…)

Une des conséquence fréquente de l'autorité du psychiatre est de voir des psychologues se situer en « sous psychiatres » et de répercuter la dérive par une attitude jugeante et autoritaire envers les éducateurs.

Quelques exemples de complémentarités entre l'éducation, la psychologie, la thérapie et la psychiatrie.

Un enfant bien perturbé et perturbateur…

Jordan, douze ans, est agressif envers les autres enfants de l'IME. Il casse le matériel, insulte les filles et leur tire les cheveux.

• Roland, éducateur, intervient, met Jordan au coin, le prive d'activités, et le sermonne. Jordan est encore plus agressif.

• La situation est évoquée en réunion d'équipe, Émilie, psychologue est présente. Elle interroge et fait des hypothèses : puberté, troubles en famille, fonctionnement de l'IME ? Joséphine, éducatrice propose de passer la journée avec Jordan.

• Lors de cette journée « d'exclusivité » Jordan se détend, il apprécie l'activité cabane, il se construit « un petit nid » rien que pour lui. En fin de journée, il parle un peu de « chez lui » où tout est perturbé depuis l'arrivée de sa petite sœur.

• Joséphine rend compte à l'équipe. Jordan accepte de rencontrer Émilie. Il s'en suivra un accompagnement familial, et une réassurance de Jordan, en particulier par un accompagnement proximal par Joséphine.

Analyse :

• La situation est classique, en institution, on dira que Jordan « sort du cadre » et Roland le "recadre". Roland gère un groupe, il doit faire appliquer les règles nécessaires à la vie de la collectivité. Le comportement attendu est le respect des autres, et il possible que Jordan « cherche » le cadre, appelle au secours, vérifie l'intérêt de Roland pour lui.

• L'équipe existe et se réunit. Roland amène la situation, il ne s'est pas contenté de « gérer ». Émilie, la psychologue, formule des hypothèses, elle ne prétend pas savoir. Joséphine se propose pour un relai très personnalisé. Roland aurait pu le faire, mais il est possible que Jordan perçoive un encouragement à ses agressions.

• Le fonctionnement de l'établissement permet un accompagnement personnalisé, et préfère la rencontre à la sanction. Joséphine n'interroge pas, elle met en œuvre une activité, un lieu d'épanouissement. Elle établit une relation constructive. La relation de confiance créée, Jordan libère des bribes de paroles. La venue de sa sœur devient une piste de travail pour l'équipe. Dans ce travail d'individu à individu, Joséphine « fait institution »

• Joséphine restitue l'information à l'équipe, et l'équipe s'empare de la réflexion. Émilie se propose pour un temps d'échange avec Jordan. Il en ressort que Jordan vit difficilement l'arrivée de sa sœur. La psychologue travaillera avec la famille l'équilibre des places. Les éducateurs avec une place particulière pour Joséphine aideront Jordan à se sentir important, aimé.

Conclusion :

Le fait n'est qu'une anecdote car l'établissement fonctionne bien. Chacun a trouvé sa complémentarité, et l'organisation permet de s'intéresser à l'enfant. Dans le cas contraire, cette anecdote aurait pu devenir un drame profond pour Jordan.

Un enfant sadique…

Kévin a quatorze ans, il vient d'être accueilli en ITEP. Auparavant, il a insulté et frappé un professeur au collège. Avec quelques autres garçons, il s'amuse à mettre des animaux morts dans les vêtements de filles (souris, oiseaux, orvets…). Scolairement, il a un niveau très faible, et ne se tient jamais tranquille en cours.

• Roland, éducateur en charge du groupe d'internat où est Kévin, parvient à maintenir le garçon dans les "clous". Kévin se mobilise pour les activités sportives.

• Julie l'enseignante est obligée de sortir Kévin de cours régulièrement. Joséphine, éducatrice essaie de ramener

Kévin au calme, elle reçoit une chaise en pleine figure. Elle a un accident de travail de 15 jours.

• La direction convoque les parents, seule la mère se déplace. Elle refuse toute discussion et insulte le directeur.

• Émilie la psychologue parle « d'enfant sauvage » ayant connu des traumatismes graves, (violence, inceste...) ayant tendance à se venger sur tout ce qui est vivant.

• Gérard, le psychiatre fait hospitaliser Kévin. L'enfant revient un mois après. Il a des difficultés à marcher, et à parler. Il bave un peu.

Analyse :

• Kévin est de toute évidence perturbé, c'est d'ailleurs la raison de son arrivée en ITEP. Il envoie un premier message positif, il trouve une place dans la relation avec Roland et dans le sport. On ne se sait pas pourquoi, là, il se stabilise.

• Julie essaie de scolariser Kévin, c'est sa mission, mais Kévin la met en échec. Joséphine prend le relai par une relation frontale, la discussion. Elle ne pratique pas « le petit pas de côté » qui consiste à proposer une activité, une nouvelle dynamique. L'enfant répond comme à son habitude par la violence. L'anecdote devient un drame avec un accident du travail. Il faut alors établir l'arbre des causes. Évidemment l'enfant a sa part de responsabilité, mais il faudrait connaître l'organisation et les directives de l'établissement pour bien analyser.

• La direction convoque, on ne connait pas l'analyse qu'elle porte sur les faits. La réaction de la mère de Kévin semble démontrer qu'elle se sent accusée.

• Ce qu'Émilie communique n'est pas faux, Kévin est un enfant « rendu sauvage », son expression est très violente, et encore une fois, c'est la raison de son orientation en ITEP.

Doit-on conclure que les dégâts sont irrémédiables, qu'il n'y a pas d'issue pour l'enfant alors qu'il se stabilise avec Roland et le sport ?

• Gérard décide de sédater l'enfant. Les médicaments vont protéger tout le monde, et même l'enfant, il ne se mettra sans doute plus en danger.

Conclusion :

Hors la relation avec Roland, toutes les actions sont « correctives » donc perçues comme conflictuelles par Kevin et la famille. Certains enfants sont malheureusement dans l'incapacité de nouer des liens, mais dans ce cas, rien n'est prouvé. L'accompagnement de Kévin demanderait sans doute beaucoup d'aménagements. La sédation sécurise, mais ne soigne pas, et a peu de chances de permettre une évolution « dynamique » de l'enfant.

Mickael et sa libido…

Mickael a 27 ans, il est atteint de « troubles psys ». Cela fait deux ans qu'il est au sein du foyer de vie « les capucines » quand Roland, éducateur, surprend Mickael, pantalon baissé dans la chambre de Rose. Cette dernière crie : « Non, je n'ai pas envie ! »

• Philippe le directeur décide d'exclure Mickael pour tentative de viol. Ce dernier est reçu en urgence dans une résidence gérée par un CHRS.

• Joséphine et Akim sont les nouveaux éducateurs de Mickael. Ils l'intègrent dans différentes activités : cuisine, jardin, journal et également un groupe de parole où la psychologue Émilie organise la parole sur des thèmes choisis par les résidents.

• Mickael dit se sentir bien à la résidence, il parle de sa sexualité avec Akim. Il accepte le traitement mis en place par Gérard, le psychiatre.

• Il devient le photographe officiel du journal interne.

Analyse :

• L'exclusion de Mickael est un abus de pouvoir flagrant. La tentative de viol n'est pas prouvée, et de toute manière une telle accusation est du ressort judiciaire.

• L'établissement travaille en équipe, et en complémentarité. Mickael se sent accueilli, et non rejeté. Émilie utilise un espace collectif pour créer les liens, son outil est la parole, mais elle ne choisit pas le « face à face » en premier contact.

• Mickael choisit un membre de l'équipe pour avancer dans sa problématique, et Akim peut de sa place représenter l'institution et favoriser le lien avec d'autres collègues.

• Mickael prend une place, il est valorisé donc estimé, et retrouve une utilité sociale.

Conclusion :

La nouvelle équipe accueille, aide Mickael à prendre une place, à exister. Il n'est pas considéré comme un problème mais comme une personne avec des richesses. Le personnel a trouvé ses complémentarités ; l'établissement a également choisi d'être riche de propositions, donc d'espaces d'épanouissement.

Quelques clefs de lecture théoriques pour approcher de la "vérité".

Métaphysique et dialectique…

Fondamentalement, il existe deux façons d'appréhender le monde : la métaphysique et la dialectique.

Pour la métaphysique, base des religions, il existe le bien et le mal. Le raisonnement est qu'un phénomène est soit acceptable soit condamnable. Il est nécessaire alors de combattre le mal au nom du bien.

Pour la dialectique, rien n'existe sans son contraire : il n'y a pas de domination sans soumission, pas de chaleur sans la connaissance du froid… etc.

La dialectique introduit un regard dynamique où tout est lié à des oppositions comme dans les forces en physique.

Dans nos exemples : éducatif =

Former aux comportements attendus (dressage)

Et/ou

Renforcer la confiance en soi (accompagnement)

Le développement…

(selon Mao)

Un œuf germé gardé au froid ne produit rien, un caillou mis à la chaleur ne produit rien non plus. Pour qu'un phénomène se produise, il y a toujours une origine interne et une origine externe. La réussite à un examen vient de la formation et du candidat, la « crise » d'un résident est déclenchée par un catalyseur et une souffrance interne…

Dans nos exemples :

• Émilie la psychologue parle « d'enfant sauvage » ayant connu des traumatismes graves, (violence, inceste…) ayant tendance à se venger sur tout ce qui est vivant.

La motivation…

(Maslow)

Selon Maslow, l'homme connait en premier besoin ses besoins physiologiques (comme l'animal) puis des besoins de sécurité… Sans ces deux premiers aspects, nous sommes tous en péril, et éventuellement en situation d'agressivité.

Pour l'humain, d'autres besoins sont indispensables, comme la reconnaissance, l'estime. L'histoire de chacun est complexe, et nous (éducateurs) ne pouvons pas déterminer les besoins d'une personne à un moment donné.

Les besoins s'expriment par des formes particulières : conquête du pouvoir, séduction, rejet, commérages…

Pyramide de Maslow

Besoins d'accomplissement

Besoins d'estimes

Besoins d'appartenance

Besoins de sécurité

Besoins physiologiques

(de bas en haut)

Dans nos exemples :

• Mickael dit se sentir bien à la résidence, il parle de sa sexualité avec Akim. Il accepte le traitement mis en place par Gérard, le psychiatre.

• Il devient le photographe officiel du journal interne.

Le récit…

"La vie n'est pas celle que l'on a vécue, mais celle dont on se souvient et comment on s'en souvient pour le raconteur."

Gabriel Garcia Marquez

L'histoire d'une personne est dès qu'elle est racontée devient une interprétation, l'authenticité est toujours relative.

Non pas que les personnes mentent délibérément, mais elles n'ont que leurs mots, leurs sensations, leur mémoire pour s'exprimer.

Non pas que vous êtes trop sot, mais vous n'avez que vos mots, vos sensations votre mémoire pour comprendre.

Dans nos exemples :

Lors de cette journée « d'exclusivité » Jordan se détend, il apprécie l'activité cabane, il se construit « un petit nid » rien que pour lui. En fin de journée, il parle un peu de « chez lui » où tout est perturbé depuis l'arrivée de sa petite sœur.

La santé mentale

Fréquemment les salariés des établissements sociaux et médicosociaux constatent une augmentation des situations "psys", les ESAT, les MECS en particulier sont confrontés à ce changement de problématique. Il ne s'agit pas d'illusion, la société évolue d'une structure névrotique, basée sur la loi du père à une structure psychotique basée sur l'individualité.

La santé mentale en France à l'horizon 2022 Du financement à l'organisation : bilan et perspectives jeudi 26 septembre 2019 Martine WONNER Députée du Bas-Rhin Vice-présidente de la commission des affaires sociales Co-rapporteure de la mission

« Urgence à agir • Un Français sur trois souffrira de troubles mentaux à un moment de sa vie • Les maladies psychiatriques et les traitements chroniques par psychotropes constituent le premier poste de dépense de l'assurance maladie ; le coût total direct et indirect, des maladies mentales approche les 110 milliards • Chaque année, le suicide entraîne la mort de plus de 10 000 personnes en France, et 200 000 tentatives de suicide sont recensées • Les maladies mentales représentent la première cause d'invalidité en France • Les pathologies psychiques liées à la souffrance et à l'épuisement au travail sont en augmentation • Alors que la Haute Autorité de santé recommande un diagnostic des troubles du spectre de l'autisme avant trois ans, l'âge moyen au diagnostic – quand celui-ci est effectué – est de cinq ans et demi. Pour la schizophrénie et les troubles bipolaires, la durée de l'errance diagnostique, et donc de la psychose non traitée, est évaluée à respectivement deux et dix ans »

L'éducateur et la famille

Quelques clefs de lecture sur le lien entre l'éducateur et la famille.

Extrait du référentiel éducateur spécialisé
Rôle et fonctions

L'éducateur spécialisé travaille auprès d'enfants, adultes, ***familles*** *et groupes* ***en difficulté en situation de vulnérabilité ou de handicap*** *auprès desquels il contribue à créer les conditions pour qu'ils soient protégés et accompagnés, considérés dans leurs droits et puissent les faire valoir.*

La famille défaillante ?

Pour un éducateur, la famille défaillante est le type de famille qui justifie le mieux son travail. L'éducateur est détenteur d'un savoir : il sait éduquer, et la famille défaillante ne sait pas. L'éducateur va pourvoir démontrer, former, juger, contrôler et même parfois sanctionner. Il a autorité.

On ne peut nier un certain plaisir à faire la « chronique » des horreurs familiales. Lors des réunions, des discussions informelles, sur les réseaux sociaux, beaucoup d'éducateurs étalent, éventuellement avec une certaine délectation, les histoires glauques de manque d'hygiène, d'alcoolisme, de laxisme, de pratiques sexuelles déviantes, de violence intra familiale.

Qui n'a pas partagé ce moment émouvant où l'éducateur s'entend dire : « Vous faites un drôle de boulot, moi, je ne pourrais pas, je suis bien trop sensible. »

L'éducateur concerné peut intervenir au domicile (AED, Aemo, Savs, placements à domicile, ASE, Sessad…) dans des lieux dits neutres où la rencontre enfants parents est réglementée (Conseil départemental, parloirs, espaces rencontre…) ou encore il protège, interdit le lien, le limite dans les Mecs en particulier, et tous les lieux de placement.

Les parents sont alors pour l'éducateur des personnes qui ne savent pas ou des personnes à condamner… et il est vrai qu'il existe des parents toxiques, dangereux, destructeurs, mais il faut veiller à ne pas généraliser.

Le regard jugeant de l'éducateur est parfois « anachronique ». Pendant longtemps l'autisme ne connaissait qu'une cause : la mère. Les établissements ont bien su faire culpabiliser ces mamans (les faits ne sont pas si anciens). Les jugements sont produits aussi à partir de nos valeurs culturelles, il y a par exemple la fessée qui est répréhensible en France mais qui est ordinaire ailleurs, il ne s'agit alors pas de tolérer, mais d'expliquer. Il existe aussi des différences plus subtiles, l'amour maternel, l'absence paternelle, l'accès à la culture pour les filles, la situation d'exception du garçon aîné…

Il existe souvent une rivalité entre les parents et les éducateurs qui savent mieux, qui ont le pouvoir de leur côté, et parfois beaucoup plus de moyens que les parents. La défaillance des parents crée le lit des éducateurs, et la présence des éducateurs agrandit la défaillance des parents…

La famille victime ?

La famille victime est plus difficile à aborder pour l'éducateur. Cette famille n'est pas dépossédée de son rôle, mais elle a la malchance d'avoir un enfant handicapé. La famille a des capacités éducatives, éventuellement plus opérantes que celles de l'éducateur. Elle peut être l'employeur, individuellement ou collectivement. Elle témoigne de sa souffrance, et enfin elle est en droit d'exprimer un degré d'exigence.

Il faut donc souvent, en particulier en milieu ouvert, travailler avec la famille. Certains éducateurs considèrent alors que les parents sont des partenaires. Pour l'éducateur, il s'agit de trouver et prouver sa légitimité, parfois il devient un technicien chevronné dans un type d'handicap, un expert.

Le lien avec les parents victimes est souvent sclérosant pour l'éducateur, il peut voir des souffrances, des failles, de la surprotection par exemple, et être dans l'incapacité d'intervenir, face à un sentiment d'impuissance.

La famille en construction/ reconstruction ?

Dans le paragraphe du référentiel, le public est en position de faiblesse, il n'est pas envisagé que le public, les familles par exemple, soient à parité avec l'éducateur. Pourtant, les missions évoluent, et l'éducateur est de plus en plus conduit non pas à résoudre des difficultés mais à conforter des capacités.

De plus en plus des éducateurs envisagent le groupe, la famille comme un ensemble qui a ses ressources et ses capacités d'équilibre. L'accompagnement devient alors la valorisation des compétences existantes. Que ce soit lors d'accompagnements familiaux sollicités (parentalité, médiation familiale, AED) ou d'interventions contraintes (rencontres médiatisées, AEMO...) ; l'éducateur peut ne pas être garant d'une « réparation » mais d'une construction. Il s'agit d'aider une famille à établir ses règles de fonctionnement et non plus de corriger.

Ce type de positionnement professionnel crée un bouleversement des rapports, des compétences, et modifie fondamentalement la profession.

Social ou médicosocial, faut-il choisir ?

En effet, l'action sociale est motivée par la réparation, il s'agit pour les institutions et par conséquent les éducateurs de corriger une situation « hors norme ». Les causes sont identifiables : déficit des parents, violence, addictions... L'éducateur a par nature un positionnement "supérieur" car il va aider à corriger.

Pour l'action médicosociale, les causes sont généralement hors de la responsabilité des personnes : handicap, accident, maladie... les institutions et les éducateurs viennent alors en aide, au nom des grandes valeurs (solidarité, religion, et autres formes d'humanismes).

Les formations aux métiers de l'action sociale et médicosociale créent peu de distinctions entre les deux origines, hors les financements, comme si l'aide et la régulation sociale étaient similaires. Il est juste souhaité que « l'apprenti » côtoie les deux sphères.

Il est fréquent que les éducateurs eux-mêmes expriment ensuite une préférence, certains trouvent plus facilement leur assise professionnelle dans une dynamique où l'évolution positive est envisageable, où on « peut refaire » le monde. D'autres sont plus à l'aise, devant des difficultés qui sont inscrites dans l'histoire des personnes et qu'il s'agit par l'accompagnement de dépasser.

Il est vrai que cette différence parfois n'est que théorique, en ITEP, dans l'accompagnement face aux addictologies, on ne sait plus si la situation sociale a créé la vulnérabilité, ou si la vulnérabilité a créé la situation sociale...

Étonnamment, malgré la littérature technique et professionnelle, « l'usager au centre du dispositif » n'est que rarement envisagé en tant qu'expert de sa propre vie. La phrase se traduit par « au centre de nos préoccupations », et non pas « les institutions en périphérie ».

Cette vue commence à émerger, elle apparaît dans certains Centres sociaux, certaines associations telles que ATD quart monde, ou encore dans certains dispositifs basés sur l'analyse systémique. Pour avancer plus en avant dans cette alternative, il conviendra de se séparer du terme « éducateur » et définir le métier par les capacités d'écoute, de conseils, de dialogue...

Quelques exemples d'aventures familiales vécues par des éducateurs.

Une jeune maman, bien démunie…

Sonia a 17 ans, elle vient d'Afrique, elle a dû fuir son pays. Elle est en France depuis un an, elle a été hébergée en hôtel. Pour survivre, elle se prostitue parfois, et se drogue régulièrement. Elle est enceinte, et par conséquent transférée dans un centre maternel.

- Bénédicte est l'éducatrice référente en charge de l'accueil de Sonia. Le contact est très difficile à établir, Sonia est méfiante, et soupçonne l'équipe de vouloir s'emparer de son enfant à naître.
- L'éducatrice noue le contact progressivement. Elle se préoccupe de la santé de la maman et du bébé. Elle engage également une réflexion sur l'avenir : les papiers, le métier, le papa ?
- Sonia se détend, et déclare vouloir s'engager dans une formation. Quant au papa, il est encore à Paris, et voudrait reconnaître l'enfant.

Sonia se projette au lycée afin de terminer son bac, Ahmed, le papa, vient rendre visite régulièrement.

Au sein de l'équipe, la cheffe de service pense que le placement du bébé est inévitable. Sonia est dans une période plus sereine, mais elle n'a aucune autonomie, et mettra rapidement l'enfant en danger. Bénédicte ne partage pas cet avis, et obtient de ne pas déclencher le placement.

L'enfant naît, c'est une fille. Sonia est désemparée devant le bébé. Elle a peur de faire mal. Elle ne lui parle jamais, elle ne lui sourit pas. Bénédicte rassure, réconforte la jeune maman. Cette dernière ignorait le pouvoir du sourire, l'effet miroir du regard maternel

• Sonia, comme prévu entre au lycée, mais rapidement elle est moins centrée sur son enfant.

• L'équipe éducative constate que Sonia se prostitue de nouveau, dans son logement, devant son enfant.

• Le service demande et obtient le placement.

• Bénédicte œuvre pour que Sonia puisse retrouver sa fille lors de rencontres médiatisées régulièrement et essaie de renouer le lien avec le papa qui est de plus en plus absent.

Analyse :

• Sonia est une future maman, et toujours une enfant. Son arrivée en France est une fuite, un drame, sa vie en France, un nouveau drame. La confiance est devenue très difficile pour elle, d'autant que le placement de l'enfant est sans doute « programmé ».

• Bénédicte engage progressivement la relation sans discours, mais en permettant à Sonia de se projeter.

• Le projet personnalisé prend forme, il s'appuie sur les demandes de Sonia.

• Le débat au sein de l'équipe est logique, il faut penser à la sécurité de l'enfant et l'épanouissement de Sonia. Bénédicte a des arguments, c'est l'équipe sous la responsabilité de la cheffe de service qui s'engage à laisser l'enfant près de sa mère

• L'éducation bienveillante est un apprentissage. L'interaction avec le bébé n'est pas spontanée partout. De plus, Sonia vit la pression d'être une bonne maman, qui répond aux commandements de la parentalité, si elle ne veut pas que l'enfant soit placée.

• Sonia est happée par sa vie, être maman et jeune fille est un défi difficile.

• L'équipe constate l'échec. La situation n'est pas saine pour l'enfant, il faut agir.

• Pour autant, l'équipe à travers Bénédicte, ne juge pas, ne condamne pas, n'abandonne pas mais accompagne encore et encore la maman et sa fille.

Conclusion :

« L'éducateur spécialisé est un professionnel du travail social » cette phrase est la première du référentiel professionnel. Dit autrement, les drames existent et le travail de l'éducateur est de limiter leurs effets, et si possible, les éradiquer.

Bénédicte et l'équipe sont déterminées, humaines et méthodiques. L'échec n'est que l'échec d'une piste de travail… la vie continue.

Une maman de secours…

Géraldine et Agnès sont en couple. Elles vivent une vie « hors norme », entre drogues, ressources occultes, et petits boulots. Volontairement, Géraldine est enceinte. Les deux femmes veulent un enfant en commun. L'enfant est une fille : Chloé. Trois ans après la naissance de Chloé, Géraldine est en prison pour une peine de trois années, Agnès s'est « calmée », elle travaille régulièrement, et dit ne plus se droguer. Chloé est placée, elle voit sa maman au parloir, et Agnès une fois par mois à l'Espace rencontre.

• Les visites au parloir sont sans interaction, Géraldine s'est enfermée dans son monde, et ne communique jamais avec sa fille.

• A l'Espace rencontre, entre Agnès et l'enfant, c'est tout le contraire. L'enfant sourit, rit, joue, parle. Agnès explique à Vanessa, l'éducatrice qu'elle rêve d'accueillir l'enfant, mais malheureusement elle n'a aucun droit.

- Vanessa propose de solliciter la juge pour accroître les visites. La juge est convaincue par les arguments de l'éducatrice et accorde cette nouvelle disposition.
- Vanessa échange beaucoup avec Agnès, et l'invite à réfléchir à devenir Tiers digne de confiance.
- Il faudra un an et demi de rencontres régulières, d'évaluation avant que ce rêve devienne réalité. La gamine et la maman de secours vivent une vie harmonieuse.

Analyse :

- Le parloir, la prison sont souvent des conditions difficiles pour une rencontre Géraldine a ses souffrances et ses propres difficultés.
- La rencontre avec Agnès est dans un cadre plus épanouissant, et surtout Agnès semble en “reconstruction” d'elle-même et de ses liens sociaux.
- L'accroissement des visites est envisagé pour le bien de l'enfant, Chloé se sent aimée.
- Vanessa a une idée ambitieuse, qui va dépendre de la persévérance d'Agnès, de l'approbation du juge. Encore une fois, l'élément essentiel pour tous sera le bonheur et la sécurité de l'enfant ;

Conclusion :

Cet épisode de vie peut paraitre anodin… c'est tout le contraire. Vanessa a choisi un positionnement professionnel novateur, elle n'apporte aucune leçon, aucune correction, elle soutient, elle aide la construction.

Des braves parents, bien malheureux

Gérald a maintenant trente-sept ans, il est handicapé depuis la naissance. En fait, il a une déficience importante, et de grandes difficultés d'élocutions. Ses parents sont âgés, ils ont dépassé les soixante-dix-ans et se résignent à confier leur enfant à un foyer.

• Julien est désigné comme éducateur référent. Il est présent lors de l'accueil de Gérald. Il essaie plusieurs fois de parler avec le nouveau résident, mais systématiquement ce sont les parents qui répondent. Lors de l'installation, Julien ne parvient pas non plus à amener Gérald avec lui. Au moment de la séparation, les parents pleurent, demandent à leur enfant d'appeler, ils promettent de revenir vite, ils s'excusent.

• Les premiers jours Gérald est perdu, il parle peu, mange peu, ne se lave pas. Les parents sont en colère, pour eux personne ne sait prendre soin de leur enfant. Ils sont les seuls à savoir le nourrir, le laver, le distraire.

• Les appels sont incessants, les visites nombreuses, Julien est écarté par les parents. Gérald pleure régulièrement.

• Julien demande une rencontre avec les parents. Fermement, il explique qu'il connaît son travail, mais qu'il a besoin de quinze jours où ils s'éloignent. Il ne travaille pas contre eux mais avec eux pour le bien de leur fils.

• Trois jours après les parents rencontrent de nouveau Julien et disent qu'ils acceptent. Gérald les rejoint, et les parents expliquent à leur enfant que maintenant c'est Julien et l'équipe qui s'occupent de lui. Ils l'aiment toujours, mais il faut apprendre à être indépendant.

Étrangement, Gérald est d'accord. Progressivement, il s'adapte à la vie du foyer, même si parfois il fait quelques caprices.

Analyse :

• Les parents de Gérald sont irréprochables, ils font tout pour le bonheur de leur enfant. Malheureusement, ils ne voient que l'enfant handicapé, qui a pris une place gigantesque dans leur vie. Il est fort possible qu'ils soient noués par une forte culpabilité.

• Gérald est phagocyté par l'amour de ses parents et son amour pour ses parents. Il ne sait pas qu'il existe hors d'eux.

• Julien trouve les mots qu'il faut, il ne s'oppose pas il s'allie (principe de subsidiarité).

Conclusion :

Évidemment dans ce récit l'histoire est belle, souvent la vie est beaucoup plus déchirée. Néanmoins la position d'alliance de Julien reste un chemin possible.

Quelques clefs de lecture théoriques pour approcher de la « vérité ».

La fonction miroir… (Winnicott)

« Donal Wood Winnicott parle de la mère comme « fonction de miroir », Bernard Golse écrit que « Quand le bébé regarde le visage de sa mère, il se voit en quelque sorte en reflet dans le visage maternel (…) » La fonction « miroir » peut alors avoir un aspect négatif. En effet, la mère renvoie son angoisse ou ne peut pas répondre aux besoins de son enfant. Celui-ci n'a pas de reflet de lui-même ou alors, si sa mère lui renvoie une image négative, il pourra émettre des

difficultés à se construire une estime de soi convenable, il éprouvera des difficultés à échanger avec le monde extérieur. Le regard maternel est essentiel au développement de la personnalité de l'enfant. L'enfant se sent exister, reconnu, enveloppé par celui-ci. Dans ce processus, il y a une réciprocité, la mère se voit également dans le regard de son enfant, cela va contribuer aux processus de maternalisation et de parentalisation. »

Extrait du livret de l'éducatrice concernée (Bénédicte dans le texte)

Dans nos exemples :

- L'enfant naît, c'est une fille. Sonia est désemparée devant le bébé. Elle a peur de faire mal. Elle ne lui parle jamais, elle ne lui sourit pas. Bénédicte rassure, réconforte la jeune maman. Cette dernière ignorait le pouvoir du sourire, l'effet miroir du regard maternel

- Les visites au parloir sont sans interactions, Géraldine s'est enfermée dans son monde, et ne communique jamais avec sa fille.

- Au moment de la séparation, les parents pleurent, demandent à leur enfant d'appeler, ils promettent de revenir vite, ils s'excusent. Les premiers jours Gérald est perdu, il parle peu, mange peu, ne se lave pas.

La parentalité...

La parentalité selon le Comité Nationale de Soutien à la Parentalité

« La parentalité désigne l'ensemble des façons d'être et de vivre le fait d'être parent. C'est un processus qui conjugue les

différentes dimensions de la fonction parentale, matérielle, psychologique, morale, culturelle, sociale. Elle qualifie le lien entre un adulte et un enfant, quelle que soit la structure familiale dans laquelle il s'inscrit, dans le but d'assurer le soin, le développement et l'éducation de l'enfant. Cette relation adulte/enfant suppose un ensemble de fonctions, de droits et d'obligations (morales, matérielles, juridiques, éducatives, culturelles) exercés ***dans l'intérêt supérieur de l'enfant en vertu d'un lien prévu par le droit (autorité parentale). Elle s'inscrit dans l'environnement social et éducatif où vivent la famille et l'enfant*** »

La parentalité se retrouve partout, en particulier elle est le fer de lance des politiques de la CAF… Question, n'est-ce pas aussi une dictature du bonheur de l'enfant aux dépens de son éducation ????

Dans nos exemples :

- L'éducation bienveillante est un apprentissage. L'interaction avec le bébé n'est pas spontanée partout. De plus, Sonia vit la pression d'être une bonne maman, qui répond aux commandements de la parentalité, si elle ne veut pas que l'enfant soit placée.

- Il faudra un an et demi de rencontres régulières, d'évaluation avant que ce rêve devienne réalité

Le principe de subsidiarité en accompagnement social…

Ce principe qui veut que les échelons supérieurs ne fassent pas ce que les échelons inférieurs font est souvent adapté en accompagnement social, en particulier dans les SESSAD. Il s'agit alors de situer l'accompagnement proposé dans la cohérence avec l'éducation parentale, l'accompagnement n'est pas « aux ordres », il a son autonomie de fonctionnement mais il veille à se maintenir dans la cohérence.

Dans nos exemples :

- L'éducateur peut ne pas être garant d'une « réparation » mais d'une construction. Il s'agit d'aider une famille à établir ses règles de fonctionnement et non plus de corriger.

- Vanessa propose de solliciter la juge pour accroître les visites. La juge est convaincue par les arguments de l'éducatrice et accorde cette nouvelle disposition.

- Julien demande une rencontre avec les parents. Fermement, il explique qu'il connaît son travail, mais qu'il a besoin de quinze jours où ils s'éloignent. Il ne travaille pas contre eux mais avec eux pour le bien de leur fils.

L'éducateur et l'hygiène

Quelques clefs de lecture sur la place de l'éducation face à l'hygiène.

L'éducation est à l'âme ce que la propreté est au corps.
Citation de Louis-Philippe de Ségur ; L'éducation (1816)

La propreté est à l'égard du corps ce qu'est la décence dans les mœurs, elle sert à témoigner le respect qu'on a pour la société et pour soi-même, car l'homme doit se respecter.
Citation de Francis Bacon ; Les essais (1625)

Éducation à l'hygiène ?

L'éducateur a-t-il dans ses fonctions un devoir d'apprendre l'hygiène aux usagers ? Rien de réellement précis sur cette question, mais l'éducateur accompagne la socialisation, à ce titre, il favorise la création de liens sociaux, l'intégration de la personne. Depuis le vingtième siècle plus particulièrement, la propreté est une valeur dominante et la bourgeoisie « met au pas » les classes populaires.

Quand l'éducateur apprend aux enfants d'une Mecs à se laver les dents, ou les mains, il est dans ses fonctions. Quand il veille qu'un logement de foyer ou privé soit entretenu, l'éducateur œuvre pour le bien-être des personnes. Quand il contraint une personne à se laver, ou à nettoyer son logement, il établit une relation éducative qui s'éloigne du référentiel « *Dans sa pratique, il adopte des attitudes et des postures basées notamment sur l'empathie, l'écoute et la bienveillance. Il s'adapte à l'autre en se rendant disponible.* »

Enfin, quand l'éducateur est chargé du nettoyage de locaux, ou de la toilette de la personne, il change de métier.

La propreté semble « aller de soi », elle est en effet une valeur de notre société, mais il est bon de se rappeler qu'elle a plusieurs fonctions, et plusieurs significations.

La guerre du caca…

Quand les agriculteurs sont mécontents, ils versent du lisier dans les cours de préfectures, celui qui est détestable « n'est qu'une merde ». Le sale crée des frontières. Comme le cite Francis Bacon, la propreté témoigne du respect, la propreté permet la mise en relation, à contrario, la saleté exprime le rejet.

Enfin, c'est ce qui est socialement admis. L'éducateur dans ce sens va participer à la bataille contre la saleté. Il va contrôler, éduquer, contraindre. La qualité d'une institution se mesure aussi à la propreté de ses locaux. Un de mes formateurs disait « *Quand ton bâtiment sent les égouts, c'est que ton projet pue !* ».

Celui qui est sale est malade, rejeté. Les services en milieu ouvert interviennent fréquemment sur ces questions, et évaluent l'insertion sociale des familles à leur degré de propreté.

Mais la saleté, est aussi une partie de l'être. Elle est une partie de soi. Quand l'enfant apprend la propreté, il a peur de se séparer de cette partie de lui, il peut même en faire « cadeau ».

La guerre du blanc…

La propreté peut être une arme sociale, elle distingue les classes sociales… et devient une « barrière »… qui a beaucoup de sens dans notre période. Le monde est aseptisé, on ne se touche plus, on ne se côtoie plus. Mais depuis longtemps, « la crasse » sert à la rébellion, à éloigner les riches, les travailleurs sociaux, les « autres ». Elle distingue le citadin du cul-terreux.

Le blanc symbolise plusieurs choses : puissance, renouveau, virginité mais aussi le vide… parfois même la mort.

Dans les conflits entre les personnes, souvent on « salit » l'autre, d'autres fois on déteste les gens « proprets », les cols blancs.

L'éducateur peut-il exercer ses missions sans crotter ses bottes, sans mettre la main à la pâte ?

L'éducateur est-il un agent de propreté sociale ?

Quelques exemples d'actions éducatives face à des problèmes d'hygiène.

Mission accomplie…

Sophie est recrutée pour un remplacement de quatre mois au sein d'un SAMSAH. Dans ses références, elle a Hervé. Hervé est déficient intellectuel, avec des troubles psychiques associés, selon les observations de l'équipe. Hervé a refusé de rencontrer un psychiatre… Il travaille en ESAT, et la cheffe de service signale à Sophie que le problème principal de l'usager est l'hygiène du logement.

Hervé a aussi le défaut de fuir les rendez-vous avec les éducateurs du SAMSAH.

• Sans surprise pour Sophie, Hervé décommande le rendez-vous, la veille pour le lendemain, mais Sophie se présente tout de même, et parvient à entrer au domicile.

• Le logement n'est pas très bien entretenu, mais il reste supportable. Sophie choisit de se centrer sur la création de la relation. Hervé se détend, parle de ses randonnées à vélo qu'il fait avec Christophe, un moniteur d'atelier de l'ESAT. Il parle aussi d'une amie, Géraldine qui vient le voir quelques fois.

• Hervé propose à Sophie de lui faire visiter sa chambre. Il monte d'abord « la préparer ».

• Dans la chambre, Hervé a un grand secret : il partage son lit avec plusieurs peluches. Il a un peu honte, mais malgré ses trente-deux ans, il ne peut s'en passer.

• Sophie profite de la confiance et créée pour organiser un programme de nettoyage. Pendant le temps du remplacement, Hervé tiendra ses engagements, il réalisera les tâches décidées.

• *« Suite à ma visite il a fait le ménage sans moi mais en surface, il n'a jamais souhaité que je l'accompagne pour cela (trop de fierté ? je ne sais pas, il aime à rappeler qu'il est un homme…) c'est par la suite quand ma collègue est revenue qu'il a accepté d'être accompagné pour le ménage et aussi suite à son déménagement à la campagne et dans un logement beaucoup plus lumineux… »*

• Quand le contrat se termine, Sophie estime avoir réussi sa mission.

• Deux ans après, elle prend des nouvelles. Tout va mal, Hervé a lâché ses efforts. Il a dû être hospitalisé. Son copain de vélo Christophe s'est suicidé et cela semble le déclencheur de l'effondrement.

- « *Je ne travaillais plus dans la même association quand j'ai eu des nouvelles, c'est en reprenant contact avec ma collègue deux ans après. L'effondrement suite au suicide de son ami est survenu malgré la prise d'un traitement, l'équipe a constaté qu'il allait beaucoup plus mal mais est-ce le suicide ou la prise du traitement ? et il a changé d'atelier à l'ESAT aussi, il travaille en cuisine et m'a confié quand je l'ai croisé le jour où j'ai rencontré ma collègue que cela ne lui convenait pas du tout... Tout cela fait beaucoup pour un homme fragilisé.* »

Analyse :

- Sophie démontre une réelle capacité à créer du lien, elle sait dépasser les barrières érigées par Hervé. Elle entre même dans sa sphère privée.
- La révélation des peluches est un « cadeau », Hervé est en confiance.
- L'effondrement d'Hervé démontre que son acceptation de l'entretien du logement avait un sens social, c'était une réponse à sa vie qui s'ouvrait.
- Les piliers d'Hervé étaient perçus, mais la « mission » a centré ensuite l'accompagnement sur l'hygiène.

Conclusion :

L'effondrement d'Hervé a sans doute plusieurs causes, et il est inutile de culpabiliser, on peut juste retenir que l'hygiène n'est pas un but, mais un outil de communication.

Le plaisir d'être beaux…

Cécile travaille dans un foyer de vie avec des adultes handicapés. Ces derniers se négligent physiquement, que ce soient les vêtements, l'hygiène ou les soins corporels. Ses collègues font des remontrances aux résidents, mais rien ne fonctionne. Elle a l'idée d'un projet repas dansant.

• Elle motive les résidents sur l'idée, elle leur permet de choisir le repas, les musiques et le décor.

• Pour se préparer, il faut faire un grand ménage pour préparer la salle, il faut aussi se faire beau.

• Avec ses collègues, elle organise des ateliers esthétiques, coiffeur, vestiaires…

• Tout le foyer est mobilisé, le soir venu, tous les résidents sont propres, beaux, sentent bon et s'amusent.

• Ils souhaitent reconduire ce type de soirée, et pour se faire, les différents ateliers de préparation sont maintenus.

• Certains ont découvert le plaisir d'être beaux.

<u>Analyse :</u>

• Cécile utilise la méthodologie de projet : analyse, conception, réalisation et de nouveau analyse. Elle fédère l'équipe et les résidents.

• C'est réellement un succès, pour l'ambiance mais surtout pour l'estime de soi retrouvée

<u>Conclusion :</u>

Cet épisode (réel) reflète tout l'art d'être éducateur… Bravo

Elle est autonome…

Isabelle a trente-trois ans, elle est déficiente intellectuelle, et vit en foyer d'hébergement depuis six ans. Elle a pris pendant ces années 82 KG, ce qui fait qu'elle pèse aujourd'hui 142 KG pour 1m55.

Elle est en obésité morbide, elle ne peut plus travailler, et sort de moins en moins de son logement.

- L'équipe a mis en place un régime d'alimentation, les achats se font en fonction, et Isabelle doit s'y conformer.
- Isabelle a des soins infirmiers une fois par semaine, les autres jours elle fait sa toilette, et s'organise seule.
- Isabelle est en charge de l'entretien de son logement, une fois par semaine, quand c'est possible un éducateur vérifie que l'appartement reste viable
- Camille, est en remplacement dans la structure, elle s'intéresse à Isabelle, et découvre qu'Isabelle se nourrit de friandises, de steak haché et mayonnaise. Dans l'appartement, elle y trouve des mégots en grande quantité, des poubelles pleines avec même des asticots. Enfin Isabelle est dans l'incapacité de se laver correctement, et des mycoses se développent sous ses bourrelets.
- Camille fait part de ses observations à l'équipe, on lui répond : « c'est son domaine privé, et elle est autonome ! »

Analyse :

- La mise en place du régime, sans accompagnement n'a aucune chance de succès, la prise de poids très rapide d'Isabelle le prouve.
- L'état physique alarmant est évident… sauf pour l'équipe ?
- Isabelle ne peut plus avec son corps et son état psychique réagir suffisamment.
- Les constats de Camille sont alarmants… Et l'équipe est entrée dans la maltraitance !

Conclusion :

Cet épisode (réel) reflète tout l'incompréhension de la mission du médico-social. Le respect des espaces privés, les accompagnements à minima ne répondent pas aux devoirs de protection des établissements.

Quelques clefs de lecture théoriques pour approcher de la « vérité ».

La période anale

« Ce plaisir de retenir ou d'expulser se traduit aussi dans les relations de l'enfant avec ses parents. Vers deux ans, et même dès 18 mois, il devient plus autonome (notamment grâce à la marche) et comprend qu'il maîtrise certaines choses : c'est la phase d'opposition à travers le « non ». À cet âge, l'enfant teste les adultes et veut exercer son pouvoir. Ses refus d'obéir sont une forme de rétention qui lui procure du plaisir. Il sait qu'il a le choix entre expulser les selles et ainsi satisfaire ses parents, comme s'il faisait un cadeau ; ou bien les retenir pour montrer qu'il peut décider. « *S'opposer à ses parents, c'est une manière à cet âge de se construire* », précise le Dr Fericelli. « *A travers la rétention et l'expulsion de ses excréments, l'enfant donne un sens à ses relations avec les autres, notamment ses parents* ». »

Notre propreté, notre saleté sont donc langages…

Dans nos exemples :

• Hervé tiendra ses engagements, il participera avec Sophie aux différentes tâches ménagères.

• Tout le foyer est mobilisé, le soir venu, tous les résidents sont propres, beaux, sentent bon et s'amusent.

• Découvre qu'Isabelle se nourrit de friandises, de steak haché et mayonnaise

Le syndrome de Diogène

« Par ailleurs, il existe plusieurs façons pour détecter la personne victime de ce syndrome. Voici les principaux facteurs :

1. On peut observer une négligence excessive de son hygiène corporelle ainsi que la malpropreté de son logement. Même entouré de saletés ou de détritus dans son lieu de vis, elle reste toujours indifférente.

2. Une relation inhabituelle vis-à-vis des objets. On distingue alors deux cas : le « Diogène actif » qui aime collecter des objets très divers comme les boites, les journaux ou tout autre objet et le « Diogène passif » qui par procrastination à cause de son état dépressif cesse de ranger et de nettoyer son habitation. On trouve alors une accumulation de déchets, d'aliments, voire d'excréments.

3. La personne concernée se trouve dans un fort isolement social. Elle n'arrive plus à nouer de relation avec voisinages ou sa famille. Elle se pense incomprise et rejetée, et ne doute pas de son choix. Elle refuse toute aide venant de l'extérieur car, bien souvent, personne ne peut entrer dans son foyer.

Source internet

Dans nos exemples :

• La cheffe de service signale à Sophie que le problème principal de l'usager est l'hygiène du logement. Hervé a aussi le défaut de fuir les rendez-vous avec les éducateurs du SAVS. Tout le foyer est mobilisé, le soir venu, tous les résidents sont propres, beaux, sentent bon et s'amusent.

• Ces derniers se négligent physiquement, que ce soient les vêtements, l'hygiène ou les soins corporels. Ses collègues font des remontrances aux résidents, mais rien ne fonctionne.

• Elle a pris pendant ces années 82 KG, ce qui fait qu'elle pèse aujourd'hui 142 KG pour 1m55.

• Elle est en obésité morbide, elle ne peut plus travailler, et sort de moins en moins de son logement.

La symbolique du blanc

« Contrairement au noir qui est une absence de couleur, le blanc est la somme de toutes les couleurs. On peut donc dire que le blanc "transcende" les couleurs.

Le blanc évoque la clarté, la pureté, la lumière, la vérité, la conscience : il possède une dimension supérieure qui traduit l'intention divine.

Mais le blanc peut aussi sembler vide, sans consistance et sans relief. On parlera alors d'absence, de transparence, de silence, de manque de vie.

***Ce qui fait dire que le blanc doit être complété du noir, sans lequel il n'aurait pas de sens.** Ainsi, blanc et noir forment une paire complémentaire et indissociable. »*

Source internet

Dans nos exemples :

• Quand le contrat se termine, Sophie estime avoir réussi sa mission.

• Ses collègues font des remontrances aux résidents, mais rien ne fonctionne

• Camille fait part de ses observations à l'équipe, on lui répond : « c'est son domaine privé, et elle est autonome ! »

L'éducateur et l'amour…

« De la souffrance émergent les âmes les plus fortes ;
les caractères les plus solides sont couturés de cicatrices »
Khalil Gibran

Quelques clefs de lecture sur la place de l'amour dans l'action éducative…

Beurk !… L'affect !

L'affect apparaît souvent comme un monstre à éviter « Il est dans l'affect », c'est un jugement définitif, tout ce qui suit ne vaut pas, ce n'est plus éducatif. Il semble exister un antagonisme entre l'action éducative et l'affection, pour beaucoup « On n'est plus professionnel quand on est dans l'affect ».

Souvent lorsque que j'accompagne des éducateurs vers leur diplôme, ils se censurent, culpabilisent d'avoir des sentiments. Et, parfois c'est moi qui interviens pour rendre un écrit plus froid, plus distant.

Est-ce mal d'aimer l'usager ? ou, à partir de quand, cela devient néfaste ?

Pourquoi faisons-nous la chasse à l'affect, l'infect affect ?

Le mythe de la réparation...

Personne n'est ou ne reste dans l'action médicosociale par hasard, il y a toujours une cause profonde, pas toujours explicite. Dans les motivations que l'on voit dans les livrets, on découvre des argumentaires de surface :

- « Je suis tombé dedans quand j'étais petit
- J'ai essayé autre chose, mais le contact avec le public me manquait
- Ils m'apportent tant de choses
- Je trouve du sens à mon travail. »

Ces explications n'expliquent rien, mais elles permettent au professionnel de se fabriquer sa « légende », ce raisonnement qui apaise.

D'autres professionnels osent des explications plus profondes ; teintées parfois de colères, ou d'émotions intimes :

- « J'ai eu un AVC, j'ai compris le handicap
- Je suis noir, et toute mon enfance j'ai été rejeté
- A l'école, les enseignants ne croyaient pas en moi
- Quand j'ai eu mon premier enfant, il est né handicapé, j'ai voulu réagir
- Au lycée, j'étais harcelé
- Mes parents me battaient... »

Là, on comprend un peu mieux que l'engagement professionnel répond à un besoin de « changer les choses », une anomalie de la vie anime la personne.

Mais rapidement, le professionnel apprend, par la culture professionnelle, les apports des psychologues, que l'on peut aborder le métier par un besoin de réparation personnelle, sinon toutes les situations vont être filtrées par sa propre histoire, ses propres émotions… alors tout devient souffrance… tout devient interprétation.

Le mot d'ordre devient « Chassez donc le naturel qui est en vous, et maîtrisez la méthodologie ! »

Il revient au galop…

Oui, le naturel revient, mais sous différentes formes :

- La rigidité, l'armure, l'imperméabilité : aucun sentiment ne peut s'exprimer, on glorifie la technicité
- L'ascenseur social, le pouvoir… on fait autre chose, on s'occupe des travailleurs sociaux, on les dirige, on les forme, pour ne plus être directement confronté à ses réalités
- Le bon samaritain, le sauveur… on se fait une « légende » d'éducateur parfait, sans état d'âme, toujours disponible
- La contestation, on ne peut pas exercer le métier car le monde est pourri
- La bande de jeunes, on s'agglomère à quelques-uns et on critique les autres… »
- …

Rarement l'éducateur peut aborder librement sa dynamique intime. Les séances d'analyse de la pratique professionnelle aident à gérer les tensions dans la vie des équipes, on apprend « à faire équipe », sans oser réellement parler de soi… on reste professionnel.

Mais l'usager, lui, n'a pas le même besoin… il désire, il bave, il touche, il rejette, il moque, il « transfère »…

Les sentiments à l'état brut !

Lors d'un de mes conflits avec un de mes employeurs, il a été considéré que j'étais en faute car deux adolescents m'ont appelé « papounet ». Nous sommes à la Réunion, ces jeunes garçons n'ont pas de représentation paternelle, et quand ils disent ça à leur directeur, ils livrent une partie d'eux-mêmes.

Les enfants en particulier, mais les adultes aussi peuvent être « sans filtres ». L'éducatrice qui prend soin d'un homme est désirable, troublante.

Un court moment j'ai été AMP afin de me payer mes études, j'ai fait la toilette intime de personnes des deux sexes, et j'ai bien senti que rien n'est neutre.

Il faut apprendre à être par-excitant...

Mais l'enfant qui se blottit, l'adulte qui pleure, la personne qui a peur... ne respectent pas les règles.

Rien que la confidence lors d'un entretien est une relation intime. On peut rejeter l'affect, même quand la personne témoigne d'une torture, d'un viol. On peut enseigner à « l'autre » à réciter son histoire comme une leçon bien apprise, ou on peut se rencontrer d'humain à humain.

Accepter sa propre émotion, accepter ses écœurements, ses révoltes, sa compassion.

On peut aussi être phagocyté par l'autre.

Dans les contacts avec des personnes à tendances psychotiques, le désir de « l'autre » c'est la possession, la relation fusionnelle.

Et avec Freud, on peut repenser qu'éduquer est un métier impossible…

Et si…

Et si on libérait le métier des grands discours, pour revenir à un rôle humaniste : aider à prendre confiance en soi… donc de proposer des « champs d'application », ou d'expérimentation, où chacun agit, interagit et rencontre.

Alors il ne s'agit plus de choisir entre le cœur et la technique, mais au contraire de développer les deux, notre fraternité et notre méthodologie…

Quelques exemples de réalités éducatives dans le monde des sentiments…

Lettre ouverte aux « protecteurs » : Les familles d'accueil

Extrait de « l'asociale ; lettres ouvertes d'une enfant protégée »

« Vous avez construit un autre réseau : celui des familles d'accueil. Au nom du bienfait de la cellule familiale, vous salariez des mamans pour accueillir des enfants sans parents. Il s'agit d'accueil, mais surtout pas de remplacer les parents absents. Le contrat est un contrat financier, pas un contrat d'amour.

D'ailleurs vous veillez bien à ce que le contrat reste dans ses limites. Chaque fois que j'ai souffert, l'assistante sociale m'a maintenue dans la famille, chaque fois que j'ai dit que j'étais bien, l'assistante s'est dépêchée de me retirer, particulièrement quand j'ai appelé madame E. « maman ».

Je vous entends sur la théorie du lien, si l'enfant s'attache, il va entrer en conflit de loyauté, à la séparation ce sera un deuxième abandon, il faut conserver la place des parents... etc.

Et je suis certaine que vous avez un chapelet d'arguments.

Je n'étais qu'une enfant, et quand je disais que j'avais mal, j'avais mal. Vos théories ne pourront rien changer, ma douleur m'appartient, et votre indifférence, voire votre cruauté ne trouvera jamais d'excuses.

Je n'étais qu'une enfant, et je savais reconnaître le miel qui nourrissait mon âme, je connaissais le pansement de la tendresse. Aujourd'hui encore madame E. est ma maman.

Vos sciences et vos bonnes consciences sont des créations diaboliques. »

Analyse :

• Le point de vue est du côté de l'ancien enfant, qui exprime qu'il savait reconnaître l'amour.

• Tous les principes décriés existent encore, la peur de l'attachement est une règle « en vigueur »

• Quand MJ utilise le mot « diabolique », on peut penser au-delà de son histoire aux enfants de la Creuse qui ont été arrachés à leurs parents, et à la Réunion, jusqu'en 1962

Conclusion :

Oui, la peur des sentiments peut détruire les êtres...

L'expérience émotionnelle...

Lors de mes accompagnements Alexandra, éducatrice en milieu scolaire se confie :

« Ce travail m'a permis de me rendre compte que j'avais besoin d'aider mes élèves à tout prix et bien au-delà du scolaire.

Cette mission est vraiment importante, car à l'adolescence, j'aurais aimé avoir quelqu'un de présent pour moi. Victime de harcèlements scolaires pendant mes années de baccalauréat, je sais l'importance d'un adulte repère, fiable, et à l'écoute. J'essaie d'être cette personne. Grâce à cela, j'ai pu développer une certaine vigilance, il m'est plus facile de détecter des problèmes ou changements de comportement chez les élèves.

Ensuite elle relate son accompagnement pour un adolescent victime de violences intra familiales :

« Les assistantes sociales ont ensuite pris le relai, et ont effectué des visites à domicile. Elles nous ont tenus informés de ce qui avait été convenu avec la maman, notamment que Jules ne verra plus son beau-père étant donné que le couple était séparé.

Cependant, Jules m'avait fait part qu'il était toujours effrayé à l'idée de le revoir. Sa maman, un soir devait être absente au domicile familial, il m'a donc demandé si c'était possible qu'il reste le temps de l'étude le soir afin de ne pas être seul chez lui. J'ai donc transmis cette information au principal et j'ai pu ensuite contacter sa maman pour la mettre au courant et obtenir son accord.

Et enfin, un matin, Jules triste était venu me dire que sa maman enceinte avait chuté et qu'il avait passé la nuit chez de la famille.

Plus tard, dans la matinée, nous avons appris que la maman lors de cette chute était alcoolisée, une décision de placement de Jules, sa sœur et son petit frère nouveau-né était donc imminente. Les assistantes sociales l'ont donc annoncée à Jules et j'ai ensuite été appelée afin de lui apporter l'écoute dont il avait besoin mais aussi sécurité et réconfort.

La journée avant son départ a été très compliquée pour lui, les assistantes sociales ont pris du retard, et ce temps d'attente le rendait de plus en plus anxieux. Il cherchait ma présence et demandait à être rassuré. J'ai donc fait tout mon possible pour être présente au maximum pour lui, pour l'écouter et le faire sourire.

Ma journée de travail était terminée et les A.S. n'étaient pas arrivées, je lui ai donc dit au revoir et une fois de plus, essayé au maximum de le rassurer.

Je me suis ravisée, car j'ai perçu la détresse de Jules et dès que ce fut possible je suis revenue et j'y ai trouvé Jules dans l'attente, seul à l'administration.

Heureux, je suis restée avec lui l'heure suivante, à lui parler, lui changer les idées et lui donner le réconfort dont il avait besoin jusqu'à son départ avec les assistantes sociales et une éducatrice.

Nous avons pris le temps tous ensemble de discuter avec lui, de comment les choses allaient se passer, pourquoi nous le faisions tout en lui précisant qu'il pourrait garder contact avec ses amis d'école et moi-même. Connaissant bien une des assistantes sociales par le biais d'une expérience professionnelle précédente, nous avons mis ce lien en avant afin que Jules parte un peu plus rassuré à la Maison Départementale de l'Enfance.

Pour clôturer ces évènements, j'ai été convoquée à la gendarmerie pour une audition.

J'ai également été remerciée d'avoir été présente pour Jules dans cette attente et félicitée par mon chef d'établissement.

Il n'a pas été facile tous les jours pour Jules d'être confronté à cette violence, il avait du mal à gérer ses émotions et lors des conflits il mettait en avant sans cesse la violence dont était capable son beau-père.

De plus, il s'était approprié un rôle de protection envers sa maman et évoquait ses peurs des conséquences de ses confidences.

J'effectuais au quotidien avec lui un gros travail de discussion et de remise en question afin de lui faire comprendre que toute cette violence qu'il vivait n'était pas normale, qu'il n'avait pas à subir cette peur, qu'en aucun cas, un enfant devait porter sur ses épaules un rôle de protection car c'était le devoir premier d'un parent. Et évidemment, répéter que ces signalements étaient pour le protéger.

Il n'a donc pas été facile tous les jours pour moi de gérer ses peines et ses colères, d'appréhender ses retours de week-ends ou de vacances scolaires qui forcément m'interrogeais et m'inquiétais. Je me demandais dans quel état d'esprit j'allais le retrouver ou quelle violence aurait-il encore subi pendant ce laps de temps.

Je pense que pour prendre en charge et appréhender les réactions d'un enfant/ adolescent, il est indispensable d'être proche d'eux, ce qui se traduit par l'intérêt qu'on leur porte, l'écoute qu'on leur accorde et qui, finalement nous permet d'obtenir ce lien de confiance si important. Donc grâce à sa confiance et au soutien de mon équipe, le dénouement a été positif.

Analyse :

• Alexandra à une cicatrice de vie importante, une faille par laquelle entre la lumière ? il faut lui apprendre à ne pas laisser entrer tout le monde.

• C'est bien car elle est empathique, en résonnance avec Jules qu'elle peut mettre en place la protection.

• Elle n'agit pas seule, elle connaît les limites de son poste, et ses limites personnelles.

Conclusion :

Alexandra fait un très beau travail… grâce ou à cause… de son expérience émotionnelle…

Séances de chouchoutages…

« Lors de mes premières semaines, j'ai observé des adolescents en manque de confiance en eux, avec pour la plupart un manque d'hygiène. L'équipe se bat régulièrement en les sollicitant pour prendre leur douche ou pour se brosser les cheveux. Il est vrai, que l'adolescence est une période qui correspond à des bouleversements profonds tant au niveau physiologique que psychologique, et qui varient selon l'individu et selon les enjeux en termes de recherche identitaire.

À la suite de ces observations, je décide d'accompagner ces jeunes sur des temps individuels et d'échanger avec eux.

L'internat est un lieu propice aux échanges formels ou informels, puisqu'il offre de nombreux temps individuels.

C'est donc à la suite de ces observations et des accompagnements que j'ai pu effectuer avec certains jeunes, que je décide de créer un projet « bien-être ». Il est difficile de définir le mot bien être mais pour moi je le définirais comme se sentir bien dans son corps, ce que je pense, important, notamment lors de cette période si difficile qu'est l'adolescence.

Je décide de le diviser l'activité en deux groupes, un groupe filles et un groupe garçons, car l'hygiène s'aborde différemment suivant le sexe. Avec les filles j'aborderai les menstruations, ainsi que le maquillage par exemple tandis que les garçons j'aborderai l'hygiène des différentes parties de leurs corps. Il sera mis en place sur les temps des mercredis après-midi mais aussi à la demande des jeunes sur les temps du soir qui sont des temps propices pour travailler l'hygiène corporelle. Ce projet j'en discute en amont lors de la réunion d'internat qui se déroule chaque lundi après-midi et qui est composée de l'équipe d'internat, de la psychologue et du chef de service. Le projet plaît à l'ensemble de l'équipe, et j'ai l'accord de mon chef de service. Je décide donc de le mettre en place dès la semaine suivante.

Dans la rédaction de mon projet je budgétise quelques produits de beauté afin de démarrer. Les objectifs que je vais travailler sont d'apporter un moment de détente et de convivialité, valoriser l'image de soi, apprendre à prendre soin de soi, apprendre à adapter sa tenue et son maquillage en fonction des situations et travailler sur l'hygiène corporelle.

Je commence par le groupe des filles qui étaient très en demande, car j'ai pu remarquer que certaines jeunes ont un manque d'hygiène par manque de savoirs, je décide donc de débuter par des échanges autour des habitudes d'hygiène de chacune et sur les différentes attentes de ce projet. Je me rends compte que les filles sont très à l'aise dans l'échange et demandent qu'on prenne soin d'elles. Cependant je m'aperçois tout de suite qu'une jeune en particulier et très réfractaire au projet et ne veut pas qu'on s'occupe d'elle, mais souhaite quand même participer au projet. Cette jeune que je vais appeler Léa a suscité mon attention et j'ai voulu comprendre pourquoi elle est aussi en retrait. Je décide donc d'en discuter avec la psychologue de l'établissement.

Dans le cas de Léa, j'avais eu très peu d'informations lors de mon arrivée sur l'internat je savais seulement qu'elle était placée depuis environ trois ans et c'était une jeune qui se scarifiait beaucoup. Lors de mes échanges, j'apprends un peu plus sur Léa, elle a subi pendant toute son enfance l'inceste accompagné de viols en réunion, ce qui explique ses réticences.

Après cette première séance, je me dis tout de suite que ce projet sera enrichissant aussi bien pour moi que pour ces jeunes, je vais au fil des mois remodeler mon projet grâce à ce que les jeunes vont m'apporter lors de chaque séance.

Progressivement les filles sont de plus en plus à l'aise pour échanger sur divers sujets. Chaque semaine nous approchons différentes parties du corps, pour exemple lorsque nous avons travaillé les cheveux, nous sommes partis en amont dans une grande surface voire la multitude de shampoings proposés par le magasin et tenter que chacune trouve le shampoing qui correspond. Ce moment a été très intéressant car j'ai pu remarquer des filles très à l'aise dans le rayon, et d'autres perdues, car elles n'avaient jamais acheté leur shampoing seules. J'ai pu observer qu'elles s'entraidaient. Par la suite j'ai pris un temps individuel avec chacune dans les douches pour leur expliquer comment appliquer un shampooing, comment le rincer, des gestes assez simples en soi mais qui pour certaines semblaient difficiles. Lors de cette séance Léa était en retrait et n'a pas souhaité qu'on lui lave les cheveux mais à cependant voulu le faire aux autres filles. Les mois ont défilé, les séances étaient riches en observations que je faisais remonter chaque semaine. J'observais des filles qui prenaient désormais plaisir à aller à la douche, des filles qui tous les matins passaient plusieurs minutes dans la salle de bains pour se faire une jolie coiffure et l'observation qui m'a le plus marquée, c'était Léa qui m'a demandé de lui vernir les ongles. Là je me suis dit qu'elle se sentait de plus en plus à l'aise et s'ouvrait progressivement. Les autres filles l'ont complimentée sur son vernis et elle a apprécié ce moment.

Par la suite j'ai effectué ce projet avec les garçons qui sont moins nombreux sur l'internat et plus réfractaires au projet, car selon eux « c'est pour les filles ». Au fil du temps, les garçons se sont prêtés au jeu, les échanges étaient différents de ceux que je pouvais aborder avec les filles, les garçons se questionnaient beaucoup sur les relations amoureuses, ces échanges étaient intéressants car ils osaient se parler. On faisait des ateliers sur des thèmes précis, il y en a un en particulier qui m'a marquée, celui où on a pu apprendre à se couper les ongles correctement et un jeune, Paul, enlève ses chaussettes. On découvre qu'il avait verni ses ongles de pieds. Ses camarades se sont tout de suite moqués de lui.

Paul est âgé de 18 ans, il a été retiré de sa mère biologique dès 4 mois par suite d'un mauvais traitement et d'usage de drogues dures de la part de la mère. Paul se retrouve donc dès quatre mois dans une famille qui deviendra sa famille adoptive quelques années plus tard. Ce jeune a toujours été en recherche d'identité, dès le plus jeune âge Paul adorait se déguiser en femme.

Cette situation m'a fait prendre conscience de l'impact de mon accompagnement auprès de Paul, inconsciemment j'ai inclus Paul dans le groupe des garçons alors que Paul se sent plus à l'aise avec le groupe de filles. C'est donc à la suite de cet atelier que j'ai pu tout d'abord en discuter avec Paul en lui demandant si ça ne lui plairait pas de venir dans le groupe de filles qui me semblait plus approprié pour lui. Là je vois le grand sourire de Paul me disant « Oh ouiiiii ». J'en parle de suite à l'équipe, qui est d'accord et je décide d'en discuter avec la psychologue.

Il va également falloir expliquer aux autres jeunes de l'internat que Paul sera dans le groupe de filles et non plus dans celui des garçons et expliquer pourquoi Paul se vernit les ongles, sans le stigmatiser.

Beaucoup de questionnements que nous décidons d'échanger autour de la réunion d'internat avec le chef de service et la psychologue. Ce qui est important dans notre accompagnement c'est que Paul se sente bien que ce soit en tant que femme ou homme, notre but en tant qu'éducateur c'est de l'accompagner au mieux. L'accompagnement est facilité car les parents de Paul sont très ouverts, ce seront des personnes ressources. Il est important également que Paul ne soit pas stigmatisé sur sa façon d'être et c'est là que le travail est le plus dur, FAIRE CHANGER LES MENTALITEES.

À ma plus grande surprise les jeunes qu'on accompagne se sont avérés assez tolérants et ont de suite accepté Paul comme il était malgré quelques fois des petites moqueries, ils ne l'ont en aucun cas mis de côté ce qui a permis à Paul de ne pas se sentir rejeté du groupe.

En équipe nous décidons quand même de sensibiliser les internes sur les stéréotypes de genres à travers un film débat, le film « Billie Elliot » nous a semblé être approprié au thème. Lors de cette soirée film débat, les jeunes ont été très intéressés par ce film mais à la fin ont eu beaucoup de mal à en faire une critique, nous avons dû emmener le thème sans bien sûr pointer du doigt Paul.

Par la suite, j'ai continué mon atelier bien être avec le groupe filles avec Paul et le groupe des garçons. Paul prend de plus en plus de plaisir lors de cet atelier et a vraiment voulu lors de chaque séance se vernir les ongles, se coiffer,… Il prend vraiment du plaisir, lors de chaque séance et se libère de plus en plus. Il n'a pas eu l'occasion jusqu'à maintenant d'assumer, tout ce que faisait Paul de féminin il le faisait en cachette. Au fil des mois Paul a pu se livrer et m'a fait part qu'il espère être en couple avec un autre garçon. Jamais Paul ne l'avait dit auparavant car il en avait honte. Une relation de confiance s'est créée.

Voyant donc que le projet est positif et évolue car les jeunes l'enrichissent. Au départ c'était simplement un projet pour apprendre à prendre soin de soi, et puis petit à petit, en abordant des sujets variés, je me suis rendu compte qu'un projet où on ose entrer dans l'intimité.

J'ai pris du plaisir à le faire et il m'a énormément apporté. Le seul frein que j'ai pu rencontrer c'est lorsque j'ai été confrontée à des jeunes ayant un passé d'inceste ou que leur estime de soi était au plus mal. Il a été très dur pour ces jeunes de lâcher prise, de se laisser chouchouter. Mon rôle en tant qu'éducatrice n'était pas de les rendre beaux ou propres peu importe pour moi, mon rôle était juste qu'ils se sentent bien. Certains jeunes détestent toujours autant la douche mais pour autant ils ont pris plaisir à venir aux séances de bien être, se laisser chouchouter ou même juste écouter. »

Texte extrait du livret de l'éducatrice

Analyse :

• L'éducatrice est dans le « naturel », elle n'a pas un discours étayé sur la relation. Pour elle, son métier est d'aider à l'épanouissement de chacun, sans idée préconçue (bienveillance inconditionnelle)

• L'accompagnement de Léa peut sembler petit, il est gigantesque. L'enfant blessée retrouve de l'estime, des autres et d'elle-même. L'éducatrice s'appuie sur la pratique éducative, tout simplement.

• L'accompagnement de Paul démontre la même intelligence humaine.

Conclusion :

L'éducatrice est une personne aimante, naturelle et particulièrement bien en maîtrise des méthodologies de projet...

Quelques clefs de lecture théoriques pour approcher de la « vérité ».

La juste proximité...

« La juste distance relationnelle pourrait donc se relier à cette proximité bienveillante dans laquelle l'enfant se sent

aimé, soutenu et valorisé, sans pour autant être affectivement dépendant. Si l'enfant doit faire le deuil de ne jamais rencontrer la mère idéale, celui de l'éducateur consiste à ne jamais pouvoir la remplacer.... Mais la bonne distance n'existe jamais en soi. Dans chaque rencontre, le professionnel oscille entre le trop proche et le trop éloigné, entre-le suffisamment près et le suffisamment distancié.

Questions de distance dans la relation éducative Christine Dorme ÉD. L'HARMATTAN, 2005]

Dans nos exemples :

• *Chaque fois que j'ai dit que j'étais bien, l'assistante s'est dépêchée de me retirer, particulièrement quand j'ai appelé madame E. « maman ».*

• ***Je pense que pour prendre en charge et appréhender les réactions d'un enfant/ adolescent, il est indispensable d'être proche d'eux, ce qui se traduit par l'intérêt qu'on leur porte, l'écoute qu'on leur accorde et qui, finalement nous permet d'obtenir ce lien de confiance si important. Donc grâce à sa confiance et au soutien de mon équipe, le dénouement a été positif.***

• *Le seul frein que j'ai pu rencontrer c'est lorsque j'ai été confronté à des jeunes ayant un passé d'inceste ou autre que leurs corps ou leurs estimes de soi était au plus mal. Il a été très dur pour ces jeunes de lâcher prise, de se laisser chouchouter. Mon rôle en tant qu'éducatrice n'était pas de les rendre beaux ou propres peu importe pour moi, mon rôle était juste qu'ils se sentent bien*

Le syndrome du sauveur

« Bonnes intentions aux allures trompeuses, les velléités altruistes de certains super héros improvisés cacheraient en réalité des failles névrotiques aux répercussions négatives, pour eux-mêmes comme pour ceux qu'ils estiment sauver. Décryptage.

Sauver les autres à défaut de pouvoir se sauver soi-même. Tel est le mantra de ceux qui ressentent le besoin quasi-épidermique de régler les soucis des autres avant les leurs, quitte à s'oublier et à se donner corps et âme à ceux qui les entourent. C'est celui qui, au bureau, comble les manquements professionnels de son collègue dépressif, incapable d'entamer un processus thérapeutique. »

Source internet

Ou Le Bon Samaritain…

Le Bon Samaritain est une parabole du Nouveau Testament dont se sert Jésus de Nazareth pour illustrer sa définition de l'« amour du prochain ». Il répond à une question qui lui est posée à propos de la « Règle d'or » de l'Ancien Testament : « Tu aimeras ton prochain comme toi-même » (Lévitique 19 : 18).

Source internet

Dans nos exemples :

- Le bon samaritain, le sauveur… on se fait une « légende » d'éducateur parfait, sans état d'âme, toujours disponible.
- *Je vous entends sur la théorie du lien, si l'enfant s'attache, il va entrer en conflit de loyauté, à la séparation ce*

sera un deuxième abandon, il faut conserver la place des parents… etc.

Et je suis certaine que vous avez un chapelet d'arguments.

La réparation…

Extrait de la présentation de : – Pratiques cliniques en travail social : parler, c'est réparer

Jean-François Gaspar

« C'est à partir de l'analyse des relations de service proposée par Erving Goffman que s'est propagée, dans les sciences sociales, la notion de « réparation ». Erving Goffman écrit que, s'agissant d'un travail de réparation dans le cadre d'un service personnalisé, on se trouve « en présence d'une relation à trois pôles : praticien-réparateur, objet, propriétaire ». Ce qui correspond dans la relation clinique de travail social à : travailleur social, souffrance, patient. Le monde, la société, se trouve en dehors de cette « relation triangulaire » tout comme l'institution sociale dans laquelle se déroule la relation. »

Une belle définition du mystère de nos motivations…

L'éducateur et la violence…

« Détruire, comme frapper,
est le jeu de ceux qui n'ont pas d'imagination. »
Maurice Berger

Quelques clefs de lecture sur la place de la violence dans l'action éducative…

Ça fait partie du métier…

Combien de fois dans une carrière d'éducateur, on entend cette phrase « ça fait partie du métier », on banalise ainsi ce phénomène, ces chaises qui volent, ces coups de pieds et de poings qui blessent, ce sang qui coule…

Une fois qu'il a accepté cette évidence, l'éducateur retourne au travail… mais il a changé, il a peur, ou il a la rage… ou il a décidé de changer de boulot… ou de devenir chef… Ou même tout cela à la fois !

Cette violence a plusieurs formes, de l'insulte au meurtre, et surtout plusieurs origines…

C'est à cause de la société…

Ceci aussi est une évidence, la société est violente, déjà par les injustices, les immenses richesses, et la misère omniprésente. Sans entrer dans un discours « paupériste », la société inégalitaire génère des colères légitimes, des écœurements, des révoltes.

Cette violence agit dans notre travail, même elle n'est pas la seule cause, évidemment. J'ai eu plusieurs fois l'occasion de travailler dans des quartiers dits populaires, et j'ai rencontré des colères sociales contre nous, travailleurs sociaux. Nous étions, en effet, bien aux ordres des politiciens qui se faisaient une carrière sur les politiques de la ville, nous déployons alors des moyens importants et surtout des grandes phrases qui visaient officiellement à l'amélioration de la vie de tous, mais qui ont en fait finançaient de faux emplois, de fausses factures, et des formations politiques. (Ne me demandez pas les noms !)

La violence sociétale la plus forte est ailleurs... elle est dans l'abrutissement. Les mêmes personnes « pauvres », victimes des inégalités, nourrissent leur malheur en rêvant de vêtements de marques, de BMW, et « d'Iphone ». La frustration permet un monde de consommateurs, qui transforme des personnes qui ont du mal à être en personnes qui rêvent d'avoir.

C'est la jungle, seul l'apparat compte, pas la personne. La violence est d'abord un manque d'imagination, un manque de personnalité.

Rien ne sert de casser des voitures, changeons nos images du bonheur.

Ce monde occidental de l'avoir est la première violence faite aux familles, aux usagers, aux travailleurs sociaux, car elle disqualifie la question de l'être.

« Le capitalisme s'adresse à des enfants dont l'insasiabilité, le désir de consommer sans trêve vont de pair avec la négation de la mort. C'est pourquoiil est morbide. Le désir fou d'argent, qui n'est qu'un désir d'allonger le temps, est enfantin et nuisible. Il nous fait oublier le vrai désir, le seul désir adorable, le désir d'amour. »

Bernard Maris. Asssiné le 7/01/2015 dans les locaux de Charlie Hebdo

C'est à cause des institutions…

Le rêve des institutions c'est d'être importantes, grosses, de faire du chiffre. On l'a vu dans des exemples précédents : le malheur de quelques gamines ne compte pas, la souffrance des éducateurs, non plus. On remplit les établissements et les services d'accompagnements « légers » avec des publics en grandes souffrances, on va au moins cher, au moins qualifié, au moins nombreux en effectif…

La gestion financière est la première violence des institutions, mais les institutions sont capables d'autres formes de violences :

Le mépris des familles, l'orientation « bricolée » dans des structures un peu sauvages, ou inadaptées, le rejet, le tri, le discours suffisant…

Les institutions étaient des baronnies, avec des seigneurs tout puissants, aujourd'hui, elles sont devenues des royaumes…

Évidemment certaines résistent… Elles se reconnaitront.

C'est à cause des familles...

Maurice Berger à propos des familles :

« Oui, l'autorité diminue. Elle vise à réguler les désirs de chacun, à passer du « je » veux ça au « nous ». Qu'est-ce que cela donnerait si tout le monde faisait comme moi et ne respectait pas les lois ? Mais pour un parent, poser un interdit cohérent nécessite d'accepter de ne pas être aimé temporairement par son enfant, de souhaiter avoir un enfant aimable par les personnes extérieures à la famille et qui ait envie d'être un citoyen ; d'être un parent capable de sortir de son confort personnel pour faire l'effort d'interdire, donc de délaisser temporairement la télévision ou son jeu vidéo, et ne pas se dire que l'école ou le club de foot fera ce travail à sa place. »

Selon Jean Yves Barreyre pour se sentir citoyen, il faut se sentir « nécessaire » et « insuffisant », malheureusement, il est rare que le message envoyé aux familles populaires soit « vous êtes nécessaires », au contraire, les humiliations sont légion... ils ne peuvent pas comprendre, ils ne savent pas, ils sont mal payés...

Des métiers indispensables autour de la propreté, du service sont sous-payés, alors que certaines fonctions de prestige encaissent des fortunes.

Une des conséquences est le repli sur soi, le repli clanique, qui interdit finalement de faire société.

Les familles ont leur part de responsabilités, mais comme l'expression le dit « souvent elles ont bon dos »

C'est à cause des jeunes…

Il existe en effet des enfants d'une violence extrême, sans empathie, sans culpabilité. Ils existent, ou à défaut on les fabrique ? pas d'angélisme, ce monde de l'avoir a construit des non-êtres… et la conclusion de Maurice Berger a du sens : « **Notre pays n'a et n'aura que la violence qu'il mérite, et il ne servira à rien de pleurnicher.** »

Ces enfants détruits et destructeurs sont minoritaires, et combien de fois ce sont des enfants broyés par notre machine ?

Mais non, c'est à cause des éducateurs…

Il suffit de regarder un reportage télé, et on verra un éducateur s'emporter et gifler un enfant. Beaucoup d'éducateurs n'en peuvent plus, ils ont peur, ils comptent le rapport de force, (cinq adultes pour douze jeunes), ils renoncent…

Alors on embauche de muscles, des gardiens…

À la fin, quand tout va mal, ce sont les éducateurs qui ne savent rien faire.

Alors c'est foutu ?

Certains apportent des tentatives de réponses. On a des lieux de vies « magiques » avec des personnalités charismatiques, les dispositifs PJJ (CEF et CER où l'éducatif est très particulier), certains prônent l'armée…

« Pourtant il est devenu inévitable de relégitimer un principe d'autorité très ferme à tous les niveaux (école, respect de la police, etc.) pour restructurer notre fonctionnement collectif et pour empêcher la perte de toute idée de « bien commun » Maurice Berger

Brel chante « Quand on a que l'amour… nous aurons dans nos mains, amis, le monde entier »

Il faut être fou, poète pour être éducateur sans muscles, sans violence… mais vous êtes encore très nombreux

Quelques exemples de réalités éducatives dans un monde de brutes…

Histoire d'un lampiste…

Il s'appelle Tonio, il a trente-cinq ans. Il est petit, il n'est pas impressionnant mais tout de même prof de judo, avec une ceinture noire troisième dan. Au club, il s'occupe des enfants, et vraiment tout se passe bien.

Professionnellement, il est éducateur. Enfin, pas vraiment, il fait fonction d'éducateur dans le centre pour adolescents de la ville, il n'a pas de diplôme, mais ça l'intéresse bien. Puis c'est tout près de chez lui.

L'établissement est difficile, et en difficulté. Avant c'était Gérard, l'actuel maire de la commune qui était directeur. Cela ne rigolait pas. Plusieurs jeunes ont encore le souvenir de la main armée d'une chevalière qui giclait sur le visage. Gérard tenait l'établissement d'une main de maître. Il s'était fait construire une superbe villa au-dessus de la petite colline qui surplombe le centre.

Le centre est très grand : cent garçons, cent adultes. Des dortoirs, des classes, des ateliers, des bureaux, des salles d'activité, un stade, un gymnase…

Les enfants sont donc des garçons entre douze et dix-huit ans, ils sont orientés par la DDASS (Etat) car ils ont des soucis à l'école, ou par l'ASE (département) car les parents ont des soucis, ou ne sont plus là, et d'autres sont envoyés par les juges, car ils ont fait des « conneries ».

L'établissement est en crise car Gérard a dû quitter la direction, sa théorie de la baffe pédagogique avec laquelle il a eu son diplôme ne plait plus à l'association et aux administrations. Nous sommes en 2006, et la loi dit maintenant qu'il faut mettre l'enfant au centre du projet.

Depuis que Gérard est parti, deux directeurs sont passés. Le premier n'a fait que passer, il est devenu Directeur Général, et il avait laissé l'adjointe piloter l'établissement. Le suivant était un fou, parfois coléreux, parfois trop affectueux avec les enfants. Il s'est fait licencié, l'association s'est aperçu qu'il avait un faux diplôme.

Le personnel est inquiet, il se demande bien comment on peut tenir cet établissement sans distribuer quelques coups de pied aux fesses ou quelques baffes.

Parmi les cadres, il n'y a qu'une cheffe de service sur trois et les deux psychologues qui pensent que l'on peut « faire autrement ».

Tonio ne sait pas. Les autres lui ont dit : « Si tu veux être respecté, il faut que tu casses la gueule à un jeune, le plus dur si possible. »

La vie au centre est ponctuée de violence, tous les jours des éducateurs pratiquent la contention, tous les jours des jeunes insultent, tous les jours il y a des engueulades, tous les jours, il y a du sang qui coule. Ce n'est pas pour rien qu'il y a une grande infirmerie avec deux infirmières. Quand il y a un pépin, ce sont toujours les psychologues qui interviennent en premier, ces deux jeunes femmes n'ont jamais peur, et les jeunes les respectent.

Un jour Tonio s'est fait insulter par Dylan, un jeune de quinze ans, un des plus durs. Tonio s'est rappelé les conseils de ses collègues. Il a mis Dylan au sol, puis lui a heurté la tête plusieurs fois contre une marche d'escalier.

Pas de chance pour Tonio, le centre n'a pas pu étouffer l'affaire, et le Département a porté plainte.

Tonio a été condamné en correctionnelle, prison avec sursis, et interdiction d'exercer. L'établissement a écopé de seulement 1500€ d'amendes, car le nouveau directeur arrivé entre temps a expliqué les réformes en cours : analyse de la pratique professionnelle, séparation des publics, formation des salariés, rédaction d'un projet d'établissement…

Il faut bien faire confiance à l'association…

<u>Analyse :</u>

Tonio est un « candide » dans une institution « historique », avec une culture bien marquée basée sur la hiérarchie adultes/jeunes. Les jeunes sont considérés en « vrac » sans distinction des pathologies et des problématiques.

L'environnement de l'institution (association et administrations) oblige le changement mais sans réel accompagnement. Les acteurs « d'avant » sont en place, et distillent l'esprit maison.

Tonio ne mesure rien : ni sa responsabilité, ni les enjeux, ni l'abandon de ses collègues et de sa hiérarchie.

Conclusion :

En faisant porter le chapeau à l'éducateur, tout le monde redevient « propre ».

Le dossier rouge…

« Monsieur M est arrivé au sein de la section occupationnelle il y a quatre ans. On nous l'a présenté comme un « dossier rouge » voilà comment sont considérés les personnes présentant de lourds troubles psychiatriques. Monsieur M venait de divers établissements de la France où ses accès de violences ont été la raison de ses divers départs (pas resté plus d'un an au sein d'un établissement). Un directeur d'établissement hospitalisé à la suite de divers coups reçus de la part de monsieur M, une éducatrice enceinte rouée de coups dans un autre établissement, une famille d'accueil menacée par arme blanche. Ce sont les seules informations que nous disposions à son arrivée mais aucune anamnèse de son histoire.

Un homme aux abords agréable et avenant arrive un matin au sein de la structure, accompagné de mon directeur adjoint. Le « dossier rouge », cet homme de 35 ans se présente en me regardant et me dit (avec quelques difficultés d'articulation) « moi c'est Henry et je vais être ici un petit peu de temps parce que je ne reste jamais longtemps ». Je lui propose de déposer ses affaires s'il le souhaite afin de lui faire visiter la structure. Il semble à l'écoute de mes explications et s'intéresser à quelques activités que je lui énumère. Je l'invite à un entretien individuel au sein du bureau éducatif afin de lui lire le règlement de la structure et lui faire découvrir le livret d'accueil. Monsieur M apprécie cette proximité avec moi, cette individualité me dit « tu es gentille, tu me demandes ce que j'aime faire ». Je découvre que monsieur M est quelqu'un de doux, agréable, à l'écoute et super volontaire pour les activités. Il découvre les autres bénéficiaires et va discuter avec eux naturellement sans aucune difficulté. Toutefois ses soucis d'élocution rendent difficiles les échanges avec certains bénéficiaires.

La première journée se passe bien. Monsieur M verbalise le fait d'être bien ici et content. Je lui rappelle qu'il est accueilli du lundi au vendredi durant un mois (temps d'essai). Il me dit qu'il aime être ici, et qu'il a hâte de revenir. Il nous exprime également ses craintes de dormir au sein du foyer d'hébergement car il ne connaît personne et que ses affaires ne sont pas encore arrivées. Je le rassure et lui propose d'appeler le foyer afin de voir si ses affaires sont arrivées. A la suite de cet appel, j'explique à Monsieur M que ces affaires sont arrivées mis à part sa cafetière. Il ne dit pas un mot, pleure le visage dans ses mains. Voyant son mal être je lui explique qu'au sein du foyer il y a le nécessaire et que sa cafetière sera là le lendemain. Il me remercie et quitte la structure. J'informe alors mes collègues par mail de l'inquiétude dans laquelle se trouve monsieur M.

Le mois d'essai se passe bien. Monsieur M a quelque chose en lui d'attachant. Je sens qu'une relation de confiance est en train de se créer entre nous. Il me blague, se confie, et me répète souvent qu'il m'aime bien, a ce besoin de me toucher la main souvent dans la journée comme s'il vérifie que je suis vraiment là…

Les mois passent sans aucun dérapage de monsieur M. Mais un matin, je découvre un nouveau visage de monsieur

M. Ce jour-là il pleuvait énormément je sens à l'arrivée de monsieur que quelque chose ne va pas. Son regard est « noir », plein de colère, de haine, ses mains tremblent. Je lui propose un temps d'écoute dans le bureau. Il accepte et me suit. Me regarde et se met à hurler, à pleurer. Me dit « il faut appeler les pompiers je vais te taper mais je ne veux pas je t'aime bien aide moi ». Je lui parle doucement et le rassure que tout va bien. Qu'il ne me tapera pas car il n'est pas comme ça. Que je suis là pour l'écouter. Je lui propose de sortir de la structure afin d'aller marcher malgré la pluie (l'idée était surtout de l'écarter du groupe afin d'éviter tout acte de violence de sa part). Je savais qu'il ne me fera aucun mal. Il me prend la main et m'emmène dehors. À cet instant précis, monsieur M me regarde et me dit « je suis comme mon père, une merde je vais aller en prison parce que j'ai fait l'amour avec ma maman, mes frères et sœurs et mon papa…

J'avais quelqu'un en grande souffrance, un être humain avec un vécu inhumain qui semblait avoir un besoin de contenance. Je comprends aussi que le manque d'estime de soi qu'à monsieur M dépasse mon travail éducatif et que monsieur M a besoin de soins. Pas eu besoin de mots il s'est mis dans mes bras pour pleurer longuement et m'a remercié de l'avoir écouté. À la suite de ses révélations je contacte le foyer d'hébergement afin de comprendre ce qui s'est passé avant son arrivée à la SOJ et j'envoie un mail à la psychologue en relatant les propos de monsieur M. Le foyer m'explique que monsieur M ne voulait pas prendre les transports en commun parce qu'il n'aimait plus ça. C'était-il passé quelque chose dans les transports en commun ou monsieur M avait-il juste envie que les professionnelles le véhicule (navette existante de l'établissement). Sur mon agenda, à la date de la réunion prochaine je décide de mettre à l'ordre du jour la situation de monsieur M afin d'analyser en équipe le problème du transport.

En attendant cette réunion, j'échange avec monsieur M sur le contrat qui a été mis en place à son arrivée (concernant les transports). Je comprends très vite que ce qui était « oui » y a quelque mois ne l'était plus à ce jour. Monsieur M n'a pas la capacité de se projeter, ni même de comprendre qu'il a la « capacité de » prendre les transports en commun. Pour lui, il vit une injustice « pourquoi certains peuvent être véhiculés par les éducateurs et pas moi ? ». Bien sûr, pour nous professionnelles nous nous obstinons et voulons qu'il développe son autonomie mais est-ce réellement ce dont il a le plus besoin ? Nous répondons à une commande, à un tableau déjà écrit et qui doit être le même pour chacun. Mais la réalité est tout autre. Je constate que la pathologie de monsieur M est bien plus complexe que cela. Il a besoin de soins ce qu'il n'a pas. Il a besoin de temps individuel, d'écoute individuelle ce que la structure ne peut malheureusement pas lui donner. Je décide donc d'en échanger avec ma hiérarchie. Cette dernière décide de maintenir les transports en commun car monsieur M s'y est engagé. Lors de la réunion la psychologue est présente et propose de réfléchir à comment accompagner monsieur M en étant le plus bienveillant possible. Je reparle de cette problématique des transports et surtout sur ce que ça lui renvoie. Tous ses sentiments d'injustice, de mise à l'écart, d'abandon le renvoient à son histoire. Tous ses ressentis de violence se manifestent en crise (son seul moyen de communiquer est la violence, il n'a connu que ça). Je ne suis pas psychologue mais aux vues de mon expérience en psychiatrie, je connais surtout l'impact que cela peut avoir si nous passons à coté de quelque chose, d'un détail. Je suis soulagée lorsque la psychologue demande que monsieur M bénéficie des navettes mises en place par l'établissement. Mes arguments ont été entendus et surtout monsieur M allait être serein pour ses départs. C'était mon seul objectif pour le moment.

La maman de monsieur M a réussi à retrouver son fils malgré l'interdiction de la tutelle qu'il soit en contact. Comment avait elle fait pour le retrouver ? Qui lui avait donné ses informations confidentielles ? Peu importe elle était là et souhaitait faire partie à nouveau dans la vie de son fils. Au départ la tutelle s'y est opposé. Cela serait trop risqué psychologiquement pour monsieur M. Mais monsieur M voulait la revoir. De ce fait une rencontre au sein du foyer d'hébergement a été organisée au plus grand bonheur de monsieur M.

Monsieur M est passé à l'acte un weekend au domicile de sa maman. Il l'a frappée violemment. Tout le monde pointait ce geste mais personne ne s'est posé la question de savoir pourquoi. À la suite de ce Week-end monsieur M demande à être hospitalisé. Il est écouté et restera hospitalisé quelques jours. À son retour monsieur M souhaite me parler, se confier et surtout voir si je lui en veux. Il me dit « tu sais maman m'a donné de l'alcool et je n'ai pas pris mes médicaments. Elle avait invité mes frères et sœurs mais moi je ne voulais pas les voir ils ne sont pas gentils. J'ai tapé maman mais je l'aime maman ». Je le rassure et lui propose de voir la psychologue. Il refuse. Me dit que ça va et qu'il veut aller en activité. La psychologue et la hiérarchie ont mis en place des temps d'accueil pour monsieur M au sein du CATTP (centre d'accueil thérapeutique à temps partiel) deux jours dans la semaine.

Les mois se poursuivent ; il revoit sa maman et aussi apprend à renouer des liens avec ses frères et sœurs. Son papa ressort de prison mais monsieur M refuse de le voir. Ce qui me rassure !!

Monsieur M va de plus en plus mal. Sa maman le harcèle de coups de téléphone pour lui demander de l'argent. Cette relation devient de plus en plus toxique mais monsieur M continue de la voir. Son appartement est le miroir de son état d'esprit : linge par terre, murs abimés par les coups de poings, hygiène déplorable. Son apparence physique s'est dégradée, monsieur M a pris beaucoup de poids, ne se lave plus et s'ennuie. Son regard est vide d'émotion. Nous le comprenons de moins en moins.

Je lui propose de s'investir dans l'atelier journal en tant que « chef des photos ». Je lui crée un journal de bord ou je lui donne des missions à effectuer le weekend comme se rendre à la mairie pour récupérer des dépliants sur la ville de Decize, se rendre à l'office de tourisme afin de répertorier les différentes manifestations du mois (festival, tournoi de belote, de pétanque). Monsieur M a besoin d'être en action pour ne pas penser. Le « vide » lui fait peur. Je dois l'aider à remplir ce vide pour éviter qu'il ne chute. Je travaille également beaucoup avec lui sur son apparence physique toujours grâce au journal. A chaque interview il s'apprête et est fier de me dire « tu as vu comme je suis beau tout propre ». J'emmène les choses avec humour et cela fonctionne. La photo devient sa passion, son unique but. Il s'achète un appareil photo professionnel (avec accord de sa tutelle) ainsi que des clefs USB et passe son temps le weekend et les soirs à faire des photos de paysages, d'animaux, de coucher de soleil qu'il me montre. Il a trouvé son échappatoire. Il existe en tant qu'individu. Il accroche ses photos sur son mur pour cacher la « violence ». Il me dit « je voyage tu sais quand je regarde mes photos je suis bien ».

Oui « le dossier rouge » est aussi un homme qui sait faire des choses ! Il m'a invité aux diverses expositions qu'il a réalisé avec le CMP et CATTP. De multiples tableaux magnifiques y ont été exposés.

Nous avons continué cet accompagnement durant 4 ans. Les demandes institutionnelles ont changé, multiples directions différentes donc des demandes différentes sur la façon d'accompagner les usagers. Cela engendre des repères différents pour eux mais aussi pour nous professionnelles. J'essaye au mieux de maintenir cet atelier « journal » mais les budgets ne permettent pas l'achat d'un nouveau PC pour le concevoir. Le journal s'éteint petit à petit, les interviews ne peuvent plus avoir lieu avec cette épidémie de COVID, cette proximité n'existe plus avec les usagers deux mètres de distanciation. Les conditions de travail sont de plus en plus difficiles. Je suis démunie de ne pas pouvoir aller au bout de mes projets, de mes accompagnements. Je sens que monsieur M va de plus en plus mal, que cette pandémie le rend « loin » de nous avec cette distanciation obligatoire, ces masques, ces désinfections qui nous prennent beaucoup de temps. Mais nous devons être consciencieux pour les protéger et devons respecter ces gestes barrières. Mais quelle violence pour eux tous !! Eux qui ont besoin d'être proches de l'aidant pour être aidé. C'est une question de temps avant que monsieur M ne se retrouve plus dans cette structure. Tout s'effondre sous mes yeux et je le sens de plus en plus mal. Je préviens par mail la psychologue, la hiérarchie en réunion mais quelles solutions ?

Février 2021, il pleut. Monsieur M arrive. Je le sens angoissé, énervé. Je le rassure en lui disant que ce matin, il avec moi en « activité ». Aussitôt le mot activité prononcé monsieur M crie « NON JE VEUX PLUS ÇA !! » s'empare d'une chaise qu'il me jette dessus. Monsieur M veut de nouveau exister, veut de l'amour. Étant seule sur le groupe je demande aux autres usagers de monter à l'étage afin de les éloigner. Je reste seule avec monsieur M que je ne reconnais plus. Mais je n'ai pas peur. Je lui parle lentement « Henry, tu as le droit d'être en colère, de ne pas être d'accord mais tu sais que la violence ne résoudra rien. Parle-moi ». Il arrête de taper dans les murs, me regarde et me dis « Je ne suis pas bien, j'ai mal, je vais te faire du mal il faut m'hospitaliser, je ne veux pas te faire de mal tu es gentille avec moi toi ». Je lui dis que j'ai confiance en lui et que je sais qu'il ne me tapera pas. Il me donne un violent coup de poing dans l'épaule qui me fait reculer. Il se met accroupi, hurle pardon et me prend dans ses bras. La distanciation à ce moment-là n'était pas possible, le rejeter aurait emmené un rejet de ma part et de nouvelle violence de la sienne, je n'ai pas pu. Henry s'était transformé en dossier rouge. Je lui propose de le ramener au foyer lorsque ma collègue arrive. Il accepte. Pleure. Me dit qu'il faut l'hospitaliser. Je lui propose de s'entretenir avec la psychologue. J'essaye de convaincre ma hiérarchie de mettre en place une hospitalisation d'office en expliquant que monsieur M le verbalise. Qu'il sent qu'il va faire du mal. Je leur explique que j'ai effectué mon attestation d'accident de travail pour faire appui à la demande. Le weekend arrive, pas d'hospitalisation de prévue. Le lundi après-midi Henry rentre dans le bureau éducatif du foyer d'hébergement et roue de coups une collègue qui sera transportée aux urgences par les pompiers. Elle portera plainte. Monsieur M sera hospitalisé en psychiatrie et redeviendra le « dossier rouge » dans une nouvelle structure.

Monsieur M a-t-il sa place réellement dans un foyer d'hébergement et une section occupationnelle de jour ? Mais est-ce la réelle question à se poser ? La question serait surtout est ce que la demande institutionnelle correspond au public accueilli ? »

Extrait du livret de l'éducatrice

Analyse :

• L'accueil du « dossier rouge » ressemble beaucoup au jeu de la patate chaude qui se joue entre les établissements. L'établissement n'est pas adapté, personne ne veut du résident, mais il y a une place et un prix de journée à prendre.

• Le résident est bien trop malade et abîmé pour être éloigné des soins. Le manque de place en psychiatrie explique sans doute sa présence. Malgré ces conditions « anormales », l'équipe parvient à un accompagnement de plusieurs années avec des réussites exemplaires.

• La montée en violence est visible, mais elle n'inquiète que les éducateurs. Le drame en cascade était annoncé.

Conclusion :

Qui est vraiment l'auteur des violences ?

Quelques clefs de lecture théoriques pour approcher de la « vérité ».

Le bon usage de la colère…

Salomon Nasielski dans son article (10/2009 La parole aux émotions) met en exergue l'aspect vivant et positif de la colère /

« Mais si, la colère est un sentiment positif, à utiliser avec justesse, c'est même une voie royale pour être considéré, apprécié et aimé !…

La colère est le sentiment témoin de l'importance du lien interpersonnel ainsi que de l'importance de l'amour. La colère témoigne de l'intensité et de la profondeur du lien interhumain. »

Dans nos exemples :

• J'ai rencontré des colères sociales contre nous, travailleurs sociaux. Nous étions, en effet, bien aux ordres des politiciens qui se faisaient une carrière sur les politiques de la ville, nous déployons alors des moyens importants et surtout des grandes phrases qui visaient officiellement à l'amélioration de la vie de tous, mais qui ont en fait financé de faux emplois, de fausses factures, et des formations politiques. (Ne me demandez pas les noms !)

• Ces enfants détruits et destructeurs sont minoritaires, et combien de fois ce sont des enfants broyés par note machine ?

• *Que quelque chose ne va pas. Son regard est « noir », plein de colère, de haine, ses mains tremblent. Je lui propose un temps d'écoute dans le bureau. Il accepte et me suit*

Les enfants barbares…

Maurice Berger, célèbre en particulier pour son livre « Voulons nous des enfants barbares ? » (Edition Dunod) présente son nouvel ouvrage : « Sur la violence gratuite en France. Adolescents, hyperviolents, témoignages et analyses *(L'Artilleur, 2019)*

« Faute d'attention et d'échanges avec leurs parents, certains jeunes que vous accompagnez ne sont même pas capables de reconnaître les émotions d'autrui…

Un bébé ne sait qu'il sourit que s'il rencontre un sourire en miroir sur le visage du parent, il ne reconnaît ses émotions que si un adulte lui nomme ce qu'il ressent. Conséquence, certains de ces jeunes ne sont pas capables de comprendre la structure d'un visage. Les émotions qu'exprime le visage d'autrui peuvent être aussi indéchiffrables et ses mimiques sont alors interprétées comme menaçantes, donc il faut l'attaquer.

Aucun des jeunes que j'ai rencontrés n'a manifesté de réel sentiment de culpabilité pour ses violences.

Le plus grave est l'absence d'empathie, de capacité de comprendre ce que l'autre peut ressentir. Ainsi je demande à un jeune qui a mis un adulte dans le coma pour un supposé mauvais regard, pourquoi il n'a pas tué sa victime. Réponse : « parce *qu'un copain m'a tiré en arrière par mon sweat* ». Je l'interroge sur ce que cela aurait fait à la mère de sa victime si son fils était mort. « *Elle aurait été triste un moment, puis il faut passer à autre chose, ne pas s'apitoyer toute sa vie, c'est ballot. Il aurait dû mourir un jour de toute manière* ». Aucun des jeunes que j'ai rencontrés n'a manifesté de réel sentiment de culpabilité pour ses violences, ce qui est très déstabilisant pour les professionnels, il faut passer par d'autres voies. »

Dans nos exemples :

• Il existe en effet des enfants d'une violence extrême, sans empathie, sans culpabilité. Ils existent, ou à défaut on les fabrique ? pas d'angélisme, ce monde de l'avoir a construit des non-êtres… et la conclusion de Maurice Berger a du sens : **« Notre pays n'a et n'aura que la violence qu'il mérite, et il ne servira à rien de pleurnicher. »**

• Un jour Tonio s'est fait insulter par Dylan, un jeune de quinze ans, un des plus durs

• « *Je suis comme mon père, une merde je vais aller en prison parce que j'ai fait l'amour avec ma maman, mes frères et sœurs et mon papa…* »

La vulnérabilité…

Le mot est maintenant à la mode, et même utilisé dans le référentiel de l'éducateur. Il correspond à cette dépendance définitive ou temporaire de l'individu envers les autres. Nous sommes tous vulnérables, à l'instant, j'utilise un ordinateur que je suis bien incapable de concevoir et surtout de réparer.

Dans son ouvrage J.Y Barreyre explique les deux conditions du citoyen, être nécessaire et insuffisant, et en particulier il s'intéresse aux personnes laissées de côté, comme les jeunes « incasables. »

Éloge de l'insuffisance Les configurations sociales de la vulnérabilité Par **Jean-Yves Barreyre**

Année : 2014 Collection : **Pratiques du champ social**
Éditeur : **Érès**

Dans nos exemples :

- La frustration permet un monde de consommateurs, qui transforme des personnes qui ont du mal à être en personnes qui rêvent d'avoir.
- Les enfants sont donc des garçons entre douze et dix-huit ans, ils sont orientés par la DDASS (Etat) car ils ont des soucis à l'école, ou par l'ASE (département) car les parents ont des soucis, ou ne sont plus là, et d'autres sont envoyés par les juges, car ils ont fait des « conneries ».
- *J'avais quelqu'un en grande souffrance, un être humain avec un vécu inhumain qui semblait avoir un besoin de contenance. Je comprends aussi que le manque d'estime de soi qu'à monsieur M dépasse mon travail éducatif et que monsieur M a besoin de soins*

La contention éducative…

La contention, reconnue en psychiatrie n'est pas une pratique officielle dans les établissements, mais réelle. Aujourd'hui l'ANESM affirme que « *dans les situations d'urgence, il est nécessaire de contenir celui qui commet le passage à l'acte. L'acte de contenance sera réalisé dans un esprit non de domination mais d'apaisement, en évitant la brutalité, l'humiliation, l'érotisation. Cet acte de contenance est suivi d'une verbalisation et d'une réflexion.* »

Jacques Trémintin – (LIEN SOCIAL ▪ n°1191 ▪ 28/9/2016) complète :

« Mais, même si l'éducateur n'est tenu qu'à une obligation de moyens, il ne peut rester insensible au résultat potentiel : quand un danger imminent et subit survient, la réactivité s'impose. L'intégrité des personnes présentes se décline tant à travers leur sécurité que de leur liberté qui, loin de s'opposer, doivent s'articuler. »

L'éducateur et l'équipe…

Il travaille au sein d'une équipe pluridisciplinaire ou pluri professionnelle. Son intervention s'effectue dans le respect du projet institutionnel et de l'expression de la demande des personnes accompagnées. En fonction de son cadre institutionnel et de ses missions, il est amené à organiser et/ou coordonner des projets et/ou mobiliser des équipes dans la mise en place d'actions socio-éducatives en interne ou dans le cadre du travail en partenariat.

Quelques clefs de lecture sur la place de l'équipe dans l'action éducative…

L'éducateur solitaire ou "i'm a Poor Lonesome Cowboy"…

Combien de fois dans une vie d'éducateur, celui-ci connait ce sentiment d'être un cowboy solitaire, seul avec dix gamins en internat, seul devant les juges et les administrations, seul encore devant des parents pas franchement sympathiques…

Jamais peur, toujours courageux, l'éducateur avance ses convictions en tête, et la règle à la main.

Il est courageux car il fait partie d'une équipe, même seul, il est dans la cohérence, l'échange, la réflexion collective, la confiance institutionnelle…

C'est certain, l'éducateur n'agit jamais seul, enfin jamais en son nom propre. Il fait société.

C'est ce qu'explique la phrase préambule issue du référentiel… qui n'a visiblement pas envisagé l'éducateur en free-lance.

L'équipe est une donnée essentielle de l'action éducative, d'ailleurs la capacité de travailler en équipe constitue un domaine de compétence.

Oui… mais comment se constitue une équipe, est-elle la résultante d'un management, d'une histoire de personnes, d'une obligation par les fonctions… Et osons la question ; l'équipe est-elle meilleure que l'individu ?

La prière de l'éducateur…

Peut-être ne connaissez-vous pas la prière du légionnaire, qui supplie pour rencontrer la souffrance, mais je vous propose l'incantation de D. pour rencontrer l'équipe. D. est un éducateur de qualité, et formation oblige, il décrit ci-dessous le vœu de tout éducateur, nous trouverons dans les exemples la réalité qu'il a trouvée.

« Une équipe en action sociale ou médico-sociale est un ensemble de professionnels dont les interventions s'articulent et se complètent autour d'un objectif commun : les réponses à donner aux personnes accueillies dans les Établissements Sociaux et Médico-Sociaux »

« Au travers de mes différentes expériences, j'ai pu constater que le personnel éducatif ne travaille jamais seul.

Il réalise toujours son travail en lien direct avec d'autres intervenants ou d'autres « partenaires ». Il s'inscrit dans une équipe, une institution et un réseau professionnel porteurs de projets qui articulent et donnent du sens à son action.

Les différents intervenants peuvent être les collègues éducateurs spécialisés, moniteurs éducateurs, aides médico psychologiques… (nous parlerons alors d'équipe éducative), mais également les autres professionnels du service : assistants sociaux, psychologues, psychomotriciens, ergothérapeutes, services techniques… (nous parlerons alors d'équipe pluri professionnelle).

Des intervenants et des services extérieurs (Aide Sociale à l'Enfance, Éducation Nationale, services mandataires, Centres d'Accueil Thérapeutiques à Temps Partiel, Centres Médico Psychologiques, prestataires extérieurs…) sont également amenés à partager des informations et à intervenir dans l'accompagnement de la personne.

Nous parlerons alors de partenariat et/ou de réseau, reconnaissant à chacun un rôle actif dans l'accompagnement de la personne accueillie et dans l'élaboration et le suivi de son projet personnalisé.

De plus la famille tient une place à part entière et doit être présente également dans l'accompagnement de la personne.

L'équipe est composée d'un ensemble de personnes collaborant à une même tâche, ou unissant leurs forces pour un même but. Pour travailler ensemble, chaque professionnel composant l'équipe pluridisciplinaire doit donc faire preuve de multiples compétences.

• Il est primordial que les rôles et les tâches de chacun soient définis.

• Chaque personne doit montrer des capacités à communiquer, à respecter les autres, à analyser, à expliquer et défendre ses points de vue personnels, à relativiser, à prendre du recul, à se remettre en question…

• Il est important de reconnaître ses propres forces et faiblesses et celles des autres.

• Le professionnel doit être capable de s'organiser, de se coordonner avec ses collègues, de s'ajuster les uns aux autres : stimulation réciproque, solidarité…

Le travail en équipe pluri disciplinaire ou pluri professionnelle est une démarche en faveur de l'usager, il permet d'apporter diverses compétences dans une institution. La transdisciplinarité va apporter une certaine complémentarité entre les disciplines, des regards croisés qui vont nourrir des réflexions et des débats constructifs pour l'usager. Le travail en équipe est parfois frustrant et exigeant mais particulièrement riche.

En contrepartie, le travail en équipe demande une forte implication des professionnels. Il nécessite des réunions, afin que chacun se positionne par rapport au projet institutionnel et au projet personnalisé de la personne accueillie. Il est nécessaire que les professionnels connaissent et surtout adhèrent au projet d'établissement. Le professionnel doit rester vigilant et se remettre en question régulièrement afin de ne pas tomber dans une routine institutionnelle, un épuisement, voire de l'usure professionnelle. La supervision est importante pour continuer à insuffler un élan, à garder en tête les objectifs communs de travail et à « recadrer » lorsque cela est nécessaire.

Le travail en équipe ne va pas de soi, il ne peut s'improviser. Il demande des notions d'identité professionnelle, de reconnaissance du travail de l'autre, de secret ou discrétion professionnelle. ***C'est un partage d'informations, de confiance et de compréhension, de cohésion et de coopération.*** »

Nous le savons dans la vraie vie, l'équipe est moins parfaite, car il y a le **facteur humain.**

Facteur humain et équipe…

Une équipe est constituée de plusieurs personnes, derrière cette évidence se cache une réalité que l'on nie sans cesse : l'équipe est la somme d'interdépendances. C'est un jeu complexe de pouvoirs, de séductions, de liens, de secrets, de dépendances affectives, d'alliances… elle n'est donc pas, et désolé pour les managers et les éducateurs bienveillants, une association de personnes unies par le bien fondé d'un projet.

Elle peut servir réellement un projet, un temps donné, si les interdépendances vont dans ce sens… Mais qui n'a jamais vu une équipe soudée, changer de cap, car un des « leurs » a été agressé, car un lien infime a changé la donne…

Il ne s'agit pas de désespérer, on peut obtenir des résultats avec une équipe, et pour cela il existe plusieurs méthodes :

La carotte et le bâton…

Évidemment, il ne faut pas le dire, mais dans le médicosocial, même, si on peut très peu agir sur les salaires, il reste la promotion ; les souplesses, les compliments, les « cérémonies ».

L'éducateur est un être sensible, avec un rien il se sent aimé… même pas besoin de le payer

La reconnaissance du leader…

Si une équipe a quelques difficultés avec le projet associatif, accordez une promotion au leader, et tout le monde se sentira promu… c'est ainsi que l'on crée les pires chefs de service.

Le cycle écologique, décomposition et renaissance…

Souvent, il suffit de laisser pourrir une situation et d'attendre le renouveau. Une équipe qui va mal retrouvera à terme un équilibre, les usagers n'auront qu'à patienter…

Le miroir…

Audit, analyses de la pratique, réunions introspectives… ça redistribue parfois les cartes

Le projet, bien sûr !…

Il faut alors fédérer l'équipe par un projet qui corresponde bien aux aspirations du groupe, une communication transparente et un leadership sympathique… Ne vous trompez pas, il s'agit bien de séduire.

Néanmoins, si la majorité des individualités est composée de personnes de valeurs, de personnes au service des usagers, la résultante du groupe peut être positive. Ce n'est pas vraiment le management qui amène des résultats satisfaisants, mais la mise en lumière, et en valeur des belles personnes.

Le paradoxe est sans doute qu'il faut protéger les éducateurs de l'équipe !

Quelques exemples de réalités éducatives en équipe…

Histoire d'un homme…

« Lors de mon arrivée au sein de la maison d'enfants à caractère social j'ai intégré une équipe composée uniquement de femmes.

Une professionnelle était détentrice d'un diplôme d'état d'éducateur de jeunes enfants, une autre avait le diplôme d'état de moniteur éducateur, une troisième, un brevet d'état d'éducateur sportif et une dernière n'avait aucun diplôme du secteur social ou médico-social.

La moyenne d'âge de cette équipe évoluait autour de 40 ans.

Deux professionnelles de plus de 50 ans ont passé l'intégralité de leur carrière au sein de l'établissement et ont donc connu diverses directions et administrations.

L'établissement a connu par le passé nombreuses difficultés éducatives, professionnelles, de gestion, de ressources humaines… L'équipe s'est donc retrouvée assez régulièrement seule pour organiser son travail et accompagner les enfants au mieux.

Des habitudes se sont donc mises en place, bien souvent pour pallier certains manques, toujours dans l'intérêt des enfants accueillis et du service.

Leurs histoires professionnelles et les « coups durs » ont logiquement créé des liens très forts entres ces éducatrices.

Par suite d'une restructuration en 2014, un 5ème poste a été créé pour travailler au sein de ce groupe des plus jeunes enfants.

Plusieurs professionnels sont intervenus mais aucun d'entre eux n'a décidé (ou réussi) à s'installer dans ce poste.

Parmi ces personnes plusieurs hommes, ayant de l'expérience, des plus jeunes en formation, mais aucun n'est resté.

C'est en connaissant cette problématique que j'ai donc décidé d'accepter ce poste.

Mon accueil a été très agréable, avec une présentation des locaux et des enfants. L'éducatrice chargée de mon intégration s'est montrée très professionnelle et compétente à mes yeux.

Le planning avait été prévu afin que nous puissions travailler en doublure les trois premiers jours suivant mon arrivée.

Il y avait beaucoup de communication et d'échanges entre nous, elle répondait à mes nombreuses sollicitations et questions avec bienveillance et professionnalisme.

Mais derrière cette « façade », j'ai vite vu que mon intégration serait compliquée.

J'ai donc alerté et questionné ma hiérarchie, qui m'a répondu qu'ils m'avaient embauché afin de faire bouger cette « vieille équipe » et m'a demandé d'apporter mon dynamisme et mon questionnement afin de « remuer » quelque peu ces collègues.

Lors de cette phase d'observation, je me suis montré curieux des différentes procédures, des règlements de vie mis en place au sein du groupe, j'ai observé, posé des questions et beaucoup écouté.

J'ai pu remarquer que les professionnelles avaient mis en place un fonctionnement de groupe tacite, sans un réel support écrit. Je me suis donc trouvé assez rapidement en difficulté, ne sachant quoi répondre lorsqu'un enfant me demandait « ai-je le droit de… ? ».

Aucune échelle de sanctions, aucun règlement de groupe n'existaient réellement et chacun faisait en fonction de son interprétation et de ses propres ressentis.

Me sentant soutenu par mes supérieurs, j'ai continué à questionner, à demander le pourquoi de certaines actions et de certaines sanctions, qui à mon sens me paraissaient ou infondées ou sans le sens que l'on doit mettre derrière chaque situation.

Je me suis donc très vite senti exclu de l'équipe. Plusieurs fois, il m'est arrivé de travailler avec une collègue qui ne s'occupait pas de moi, n'échangeait pas avec moi, faisait ce qu'elle voulait faire, comme si elle travaillait seule. Il n'y avait pas de tensions précises, mais une ambiance malsaine, des doutes dans chacun de mes gestes et réponses aux enfants.

Lorsque je demandais d'évaluer mon travail, les réponses étaient évasives, sans réels reproches, mais sans conviction ni envie.

En parallèle à ces difficultés avec les collègues, les jeunes me testaient en permanence, remettant le cadre en perpétuelle remise en cause, ne répondant pas à mes sollicitations et remettant en question mon autorité.

N'ayant que des règles tacites sur lesquelles m'appuyer il m'était difficile de leur répondre comme l'auraient souhaité mes collègues.

Je m'escrimais donc à mettre du sens derrière chacune de mes actions et de mes réponses. Il m'a fallu près de trois semaines pour que les jeunes m'acceptent et me fassent confiance, qu'ils ne m'assimilent plus à cet adulte peu sûr, ne tenant pas ses engagements, comme beaucoup en ont connu dans leur milieu familial.

Lorsque j'abordais ces difficultés avec le reste de l'équipe, je ne ressentais pas de réel soutien, les réponses restaient souvent évasives et on me conseillait de faire comme je le sentais ou le pouvais.

En plein doutes et grosse remise en question de ma pratique professionnelle, je me suis donc rapproché de la psychologue de l'établissement qui elle aussi, fréquente l'institution depuis près de 20 ans.

Elle m'a très vite rassuré en me pointant les bienfaits de mon arrivée sur le comportement de certains enfants, encourageant mon dynamisme, ma droiture et ma bienveillance.

Elle est revenue sur l'histoire de l'institution, sa direction par la fondatrice pendant 50 ans, les déboires des différentes directions et m'a expliqué comment l'établissement n'a pas sombré, soutenu par ces collègues à majorité féminine.

Ce matriarcat institutionnel a bien souvent permis d'éviter la fermeture de l'établissement en continuant à proposer un accompagnement de qualité aux différents enfants accueillis.

Rassuré et motivé par ces paroles et cet échange, j'ai donc décidé de poursuivre mon intégration et tenter de faire bouger les choses en douceur.

Lors de plusieurs réunions éducatives, il a été abordé, à ma demande, de travailler sur un règlement de groupe et une échelle de sanctions.

Les débats ont été parfois houleux et assez « remuants » pour mes collègues, mais toujours très enrichissants.

Petit à petit, mes paroles ont semblé prendre sens chez une, puis deux collègues. Des échanges se sont mis en place, en toute sincérité, sans jugement, avec au centre de nos préoccupations, le bien-être des enfants.

J'ai proposé de travailler ou de retravailler différents supports ou documents pour nous aider dans l'organisation du quotidien (des tableaux de transports, des fiches de suivi, des recueils d'informations…).

Doucement ma crédibilité s'est accrue, je faisais mes preuves et mes collègues commençaient à prendre confiance en moi et en mes compétences.

L'ambiance s'en ressentait et je commençais à prendre plaisir à travailler avec elles.

Je suis revenu sur cet accueil et ai questionné mes collègues pour tenter de comprendre ces comportements.

Leurs réponses tournaient autour la crainte de l'inconnu, sur le fait que je sois un homme et qu'elles n'avaient jamais travaillé durablement avec un collègue masculin.

Elles ont reconnu leurs habitudes installées, le côté dérangeant de mes questionnements, mais qu'à côté de ça, j'avais bousculé leur pratique professionnelle, je les avais obligées à se remettre en question, à actualiser leur façon de faire.

Aujourd'hui, nous travaillons ensemble, dans le même sens de l'intérêt de l'enfant.

Lorsqu'il y a un désaccord, nous en parlons ensemble, nous faisons des compromis voire quelques concessions, dans un climat serein et confiant.

Nous ne sommes pas devenus amis, mais nous sommes de vrais collègues, une équipe qui travaille dans la bientraitance et la bienveillance, avec des membres capables de s'interroger, de se remettre en question et de s'interpeller mutuellement.

« Se réunir est un début, rester ensemble est un progrès, travailler ensemble est la réussite »

Je trouve que cette citation d'Henry Ford sied bien à l'environnement de l'éducateur spécialisé. Elle montre en effet que le travail d'équipe n'est pas une évidence. Il demande des efforts et de l'investissement de la part de chacun pour réussir à travailler ensemble. Chaque action que nous réalisons a une influence sur notre entourage et inversement. L'efficacité collective d'une équipe doit se travailler au quotidien. Elle doit s'appuyer sur des principes, des règles, sur de la cohésion et de l'organisation.

La confiance est pour moi la clé d'une bonne équipe.

Lorsqu'un professionnel se sent reconnu et écouté, il prend plaisir à travailler avec les autres, à les écouter et les reconnaître. L'ambiance générale est alors agréable et chacun, avec ses différences et ses potentialités propres va apporter sa participation et l'équipe entière ira dans la même direction. Lorsqu'une équipe va bien, c'est l'ensemble de l'institution qui va bien. »

Texte issu du livret de D.

Analyse :

- D. décrit et analyse particulièrement bien la situation. L'équipe est un groupe efficient mais fermé.
- Il est opiniâtre et adroit.
- D. parvient à mobiliser les énergies pour l'intérêt des enfants et dans le cadre institutionnel, il est très clair qu'il s'agit d'un accord dans une période donnée. L'équipe est « soudée » pour traverser les crises institutionnelles.

Conclusion :

D.énonce fortement les principes théoriques de l'équipe, il voit et sait composer avec la réalité.

Décision d'équipe…

Dans un foyer, Justine, une jeune femme déficiente intellectuelle communique à une éducatrice des « choses » qui la perturbent. Il s'agit de pratiques sexuelles qu'elle exécute sur deux autres hommes à la demande de son petit ami.

Dès le lendemain, l'éducatrice et la psychologue rencontrent Justine. Celle-ci dévoile qu'elle doit régulièrement faire des fellations aux deux copains de Julien, si elle veut que Julien soit gentil avec elle, qu'ils puissent avoir un câlin.

Elle est très amoureuse de Julien, d'ailleurs, elle ne lui en veut pas, elle en veut seulement aux deux « copains ». Elle voudrait que cela cesse, elle se demande si « c'est normal ? »

L'éducatrice et la psychologue échangent, elles ne sont pas tout à fait d'accord. La psychologue pense que c'est un viol, pour l'éducatrice cela parait moins évident. Elles décident de « porter l'affaire » en réunion d'équipe.

En équipe les avis divergent. « Elle est consentante » ; « c'est une personne vulnérable, elle est sous tutelle » ; « le salop ; c'est Julien ! » ; « c'est très courant parmi les gens défavorisés »…

La psychologue insiste, pour elle il s'agit d'un viol. La question remonte à la direction, bien embarrassée ; la réponse est : « si Justine veut porter plainte, accompagnez là ! »

« **Tout l'équipe est favorable à cette décision.** »

Analyse :

• L'équipe s'interroge sur la définition du viol, la conscience de Justine, donc sa part de responsabilité, alors que cette jeune fille est une majeure protégée…

Conclusion :

C'est surréaliste ! la jeune femme appelle au secours, elle est officiellement « personne vulnérable » et l'équipe pense à se mettre d'accord sur ses conceptions. L'équipe se centre sur elle-même et non sa mission. C'est un exemple de « perversité » en analyse institutionnelle (Energie utilisée pour la préservation de l'institution)

La guerre des clans

Cécile travaille en foyer d'hébergement.

« La Section Occupationnelle de Jour est une structure située à côté des locaux de l'ESAT

À mon arrivée, j'ai ressenti une distance entre les deux services que ce soit géographique mais aussi relationnelle.

Les temps où je me rendais à la SOJ, je percevais des tensions et la communication était limitée. Il m'était difficile d'établir un dialogue avec les professionnels car ces derniers avaient des à priori concernant le foyer et la qualité du travail d'accompagnement que nous faisions. En effet, bien souvent ils faisaient des sous-entendus à voix haute où clairement ils verbalisaient leurs questionnements sur nos tâches et qu'est-ce que nous faisions.

J'avais interrogé mes collègues du foyer, qui me répondaient que cela a toujours été ainsi, et qu'ils s'en accommodaient, partant du principe qu'ils n'avaient pas de compte à rendre.

Pour ma part, cette réponse m'a déplu, dans le sens où ce n'est pas professionnel et peu constructif. Cela ne correspondait pas à mes valeurs professionnelles, et je ne pouvais me conformer à cette dynamique.

Selon moi on travaille ensemble dans un intérêt commun, celui de la personne accueillie. Il est de notre responsabilité de mettre de côté nos différents dans le cadre de notre travail, et de s'adapter aux autres, car quoiqu'il en soit il en résulte d'un impact sur la psychique de la personne.

Une résidente du foyer que je nomme « Simone », était accueillie au sein de la SOJ du lundi au vendredi.

Elle se plaignait des professionnels ou des autres accueillis de la SOJ à son retour au foyer.

Il en était de même, lors de ses journées d'accueil à la SOJ elle pleurait à propos de l'équipe du foyer et des autres résidents.

J'ai alors pris contact avec les professionnels de la SOJ, qui m'expliquaient la situation concrète et nous nous mettions d'accord pour maintenir ces échanges si cela se reproduisait.

Après diverses discussions à ce sujet par téléphone, nous faisions constat que ses plaintes n'étaient pas fondées, et elle mentait la plupart du temps.

J'ai alors analysé cette situation, en m'interrogeant sur le pourquoi ? Quelles sont les raisons pour qu'elle ait ce besoin de se plaindre si fréquemment ? Que peut-on mettre en place pour favoriser une communication plus renforcée entre les professionnels et la personne ?

Et surtout comment favoriser un bien-être pour la personne ?

J'ai accordé un temps d'échange et d'écoute avec la résidente au foyer à la suite des observations des professionnels de la SOJ.

Cette dernière ne peut expliquer de manière rationnelle son comportement et se sent très vite persécutée, elle pleure et a verbalisé des craintes de disputes à cause d'elle. Je la rassure en lui expliquant que c'est dans son intérêt car ses mensonges peuvent être mal vécus autour d'elle.

J'ai compris que ces attitudes reflétaient un besoin d'attirer l'attention sur elle, et sa fragilité. J'ai pensé qu'elle vérifiait peut-être le cadre institutionnel ?

Cette dernière interrogation sur le cadre institutionnel m'a fait écho car à cette période il y a eu beaucoup de changements dans l'institution (départs de professionnels, remplacés par des nouveaux), avec un projet de restructuration.

Puis, mon constat des deux équipes qui échangeaient très peu et n'avaient aucune réunion de concertation.

Les professionnels se critiquaient eux-mêmes car ils écoutaient les propos de la personne sans en référer aux collègues.

À la suite de quelques échanges informels avec la SOJ, j'ai proposé que nous organisions des temps d'échanges formels, avec l'accord de notre hiérarchie pour faire des bilans concernant les personnes accueillies. Ces temps de réunions nous permettront de créer un lien de communication pour le suivi de la personne et favoriser un climat de confiance.

J'ai également proposé que nous invitions la personne accueillie à être présente sur ces temps de réunion afin de faire un bilan de projet et le recueil de ses attentes.

Les deux équipes de chaque service étant en accord, j'ai alors interrogé mon directeur adjoint et lui ai présenté mon plan d'action.

Je lui ai relaté les différentes problématiques rencontrées, les bénéfices pour la personne, pour son suivi au quotidien.

J'ai proposé de planifier des temps de rencontre chaque mois dans un premier temps, car il fallait réinstaurer un dialogue constructif entre les professionnels.

Le directeur adjoint a validé cette instance de communication en nous donnant ses directives pour la continuité de service.

C'est-à-dire, qu'il nous a fallu programmer des temps d'échanges en dehors des activités de jour et avant la fermeture de la SOJ, pour éviter tout dépassement horaire.

Il a fallu un temps d'adaptation pour que cette dynamique se développe mais cela n'a pas été de longue durée. Il semblerait que cette collaboration a apaisé les professionnels et nous a recentrée sur nos missions d'accompagnement de la personne.

Nous sommes parvenus à une communication constructive en faveur des bénéficiaires.

J'ai besoin dans mon travail de cette communication qui m'ouvre à un épanouissement et un réel partage de compétences. « Chaque individu apporte sa pierre à l'édifice ».

Analyse :

• Le schéma de départ est simple : deux équipes, deux clans adverses.

• Le conflit est une source de souffrance pour les résidents, c'est en prenant conscience de ça que les professionnels ont pu évoluer ;

Conclusion :

Cécile a dû dépasser la culture et l'organisation, elle a eu la force de protéger ses convictions, pour le bénéfice des usagers.

Quelques clefs de lecture théoriques pour approcher de la « vérité ».

Kurt Lewin : qu'est-ce que la dynamique de groupe ?

JUSTINE LEFEBVRE | LE 20/03/2012

Comme dans une famille ou tout cercle privé, les situations de la vie quotidienne au sein d'une équipe de travail créent des interdépendances entre individus. Celles-ci peuvent être caractérisées par des alliances, des influences ou des valeurs communes. Aussi, le comportement d'un individu est susceptible d'être fortement modifié lorsqu'il est en groupe.

Kurt Lewin, psychologue d'origine allemande (1890-1947) est à l'origine de la théorie de la « dynamique de groupe » à travers laquelle il met l'accent sur l'amélioration de l'efficacité individuelle et sociale par le groupe.

Un groupe est une association d'individus entrant en interaction dans un contexte donné et poursuivant des buts communs. Les individus vont se doter de rôles, se soumettre à des normes, partager des valeurs et réaliser des actions dans le cadre du groupe auquel ils appartiennent. La force du groupe réside dans un système d'interdépendance.

D'après Lewin, les forces au sein d'un groupe s'équilibrent naturellement et contribuent à sa dynamique. Le sentiment d'appartenance, la solidarité ou les échanges vont permettre d'orienter l'action du groupe dans deux directions : la pérennité de son existence et l'atteinte des objectifs fixés.

Dans nos exemples :

• *Des habitudes se sont donc mises en place, bien souvent pour pallier certains manques, toujours dans l'intérêt des enfants accueillis et du service.*

• *Leurs histoires professionnelles et les « coups durs » ont logiquement créé des liens très forts entres ces éducatrices.*

• En sachant que chacun d'entre nous, nous n'avons pas la même perception de la sexualité, selon notre identité personnelle, je pose donc à l'équipe cette interrogation.

• En effet, bien souvent ils faisaient des sous-entendus à voix haute où clairement ils verbalisaient leurs questionnements sur nos tâches et qu'est-ce que nous faisions.

Meilleurs à plusieurs ?

On dit souvent « il y a en plus dans la tête de plusieurs que d'un seul », cela reste à prouver. « Quand les individus se multiplient, les intelligences se divisent » Pierre Desproges.

Jung explique que le collectif peut « dissoudre » l'individu, et surtout il met en garde contre les « grands corps sociaux »

« Pour le développement de la personnalité une différenciation rigoureuse de la psyché collective devient une nécessité. A défaut de celle-ci, le risque serait le phénomène inverse c'est-à-dire la dissolution immédiate de l'individuel vers le collectif.

Le sentiment de détenir une valeur universelle émane de la psyché collective qui empêche l'individu d'entrevoir les différences.

Jung souligne qu'un individu sera toujours « plus mauvais » dans un environnement collectif puisque celui-ci efface toute responsabilité morale issue des éléments individuels. « Plus un corps social est petit, plus est garantie l'individualité de ses membres ». (Jung Dialectique du Moi et de l'inconscient)

Dans nos exemples :

Elles ont reconnu leurs habitudes installées, le côté dérangeant de mes questionnements, mais qu'à côté de ça, j'avais bousculé leur pratique professionnelle, je les avais obligées à se remettre en question, à actualiser leur façon de faire.

Pour réguler ce questionnement nous débattons longuement en équipe, en présence de la psychologue, sur la façon de gérer cela au mieux.

J'avais interrogé mes collègues du foyer, qui me répondaient que cela a toujours été ainsi, et qu'ils s'en accommodaient, partant du principe qu'ils n'avaient pas de compte à rendre.

L'équipe solidaire ?...

Il existe deux types de solidarité dans les groupes humains :

<u>La solidarité mécanique.</u>

Nous sommes ensemble, car nous sommes pareils, semblables... Ce qui crée les clans, les bandes, les groupes.

C'est celle que nous rencontrons partout, c'est celle qui se renforce en désignant, les « autres « les ennemis, le bouc émissaire.

Souvent une équipe qui est soudée est en fait une bande...

La solidarité organique...

Nous sommes ensemble car nous participons au même ensemble... association, monde entier.

C'est un doux rêve, que nous croisons parfois dans les actions fraternelles (cités précédemment). Il est nécessaire que les acteurs soient matures, et protégés des pressions.

Dans nos exemples :

• *Leurs histoires professionnelles et les « coups durs » ont logiquement créé des liens très forts entres ces éducatrices.*

• **Toute l'équipe et moi-même sommes favorables à cette décision.**

• Selon moi on travaille ensemble dans un intérêt commun, celui de la personne accueillie. Il est de notre responsabilité de mettre de côté nos différents dans le cadre de notre travail, et de s'adapter aux autres, car quoiqu'il en soit il en résulte d'un impact sur la psychique de la personne.

Vous avez dit management ?...

Hors des grands discours, le management est le mot moderne qui remplace le principe de direction. Le mot est plus consensuel et surtout il permet de sortir du clivage « patron / salarié ». Dans le monde social et médicosocial, l'analyse marxiste exploiteur/ exploité ne peut avoir cours, il n'existerait pas la notion de profit., nous serions tous, du président à l'agent d'entretien des « partenaires ». De cette vision angélique découlent plusieurs mythes : l'association est une instance démocratique, l'association gère ses salariés avec humanité, nous sommes tous unis par nos valeurs, et enfin, dans nos réunions nous pouvons nous parler « d'égal à égal ».

Évidemment, tout ceci est contredit par la réalité. Le profit existe, même si n'est pas que matériel. (premier chapitre) l'association est une conséquence des lois démocratiques (19001 et 1907) sur le droit d'association, mais l'association n'est pas par nature une instance avec un fonctionnement démocratique. Les chefs, les managers, les patrons existent, la preuve en est, en autre, le pouvoir disciplinaire, l'association n'est pas une forme d'autogestion.

Il existe plusieurs « écoles » pour analyser les organisations, et notre secteur ne fait pas exception. Citons l'analyse institutionnelle (analyse des énergies dédiées à la préservation), l'analyse stratégique (étude des interactions des différents acteurs), analyse systémique (étude des cycles et des régulateurs), l'approche analytique ou Freudienne (étude des interdits).

Il en découle plusieurs types de directions, ou managements ; On refuse, au nom de nos valeurs, la directivité, et on valorise les formes participatives, les espaces de débat. Parfois même le « management participatif » est sacralisé, il n'est pas rare de retrouver dans les fiches de poste des cadres.

A bien regarder, selon mon expérience et mon analyse, il ne s'agit que de manipulation. Je ne peux résister à déposer un extrait de mon livre « essai de communication constructive » :

« Le management participatif attache une importance particulière à ce que les salariés participent à la vie de l'entreprise. Loin d'être une théorie, il constitue le levier permettant la mise en place du changement. ***Le modèle du management participatif reste évolutif et peut s'adapter à n'importe quel type d'entreprise.*** *Beaucoup de petites entreprises l'adoptent et c'est une réussite totale vu l'implication directe de tous les salariés. »*

À cette époque (fin des années 80, début des années 90) le monde associatif découvrait tout juste que la gestion du personnel pouvait devenir du management. Le monde des entreprises était déjà bien conscient qu'il avait tout à gagner à impliquer ses salariés, à les inviter à collaborer, à s'épanouir.

Quelques années plus tard, je formais des cadres de l'action sociale dans le domaine des relations humaines. Nous avons abordé le management participatif. J'insistais beaucoup pour faire comprendre que celui-ci est une méthode qui sert des finalités. Dans l'action sociale, les finalités ne sont pas la productivité, mais l'efficience. Nos places sont inconfortables, car elles sont face à la misère de toute sorte. Nos projets doivent prendre en compte les salariés, mais surtout s'inscrire dans une démarche politique et citoyenne. Pour mémoire à cette époque, nous étions encore loin des lois de 2002 qui donnent un statut à l'usager. L'action sociale avait tous les droits, et les « barons » du social étaient légions.

Je préconisais donc une réflexion pour un management de projet, avec le public.

Quant au management participatif, je me suis muni d'outils très élaborés puisés directement aux sources : toute la démarche de qualité totale de « Sollac », grosse entreprise sidérurgique, qui des années plus tard jettera son personnel, et qui avait déjà semé la mort en autre par l'amiante (pour mon père en particulier).

Les outils étaient géniaux, et beaucoup de salariés ont participé. La lutte des classes est bel et bien abolie. Voici le témoignage du Président :

« Edmond Pachura en prenant la présidence de Sollac affirme : « Je fais le pari de faire mieux avec l'ensemble du personnel en faisant progresser la culture de l'entreprise, ses comportements, ses démarches et ses outils en m'appuyant sur les hommes pour à la fois réduire les coûts et la valeur. J'ai appuyé ma stratégie sur l'investissement immatériel, les compétences et la mobilisation à partir d'une démarche d'ensemble de Qualité Totale

Plus de 22000 idées ont été proposées par le personnel 17500 ont été retenues permettant un gain de 4 milliards en année pleine (1990 »)

Ils ont bien compris, et très tôt tous les intérêts d'une relation constructive. Ils ont créé des champs d'application, ils ont animé, ôté les barrières hiérarchiques et favorisé l'épanouissement de chacun.

Je suppose, Cher Lecteur, que vous ne vous attendiez pas à trouver la relation constructive comme moyen de parfaire l'exploitation.

Voici le danger du dogme, du pouvoir et du grand nombre.

Alors faut-il revenir au sein du monde du travail aux oppositions frontales : ouvriers contre patrons ? »

L'éducateur et la sexualité…

« Tout est sexuel »
Freud

Quelques clefs de lecture sur la place de la sexualité dans l'action éducative…

C'est l'affaire de l'infirmière !…

Dès qu'un souci avec la sexualité se pose ; c'est « courage fuyons ! »… on renvoie sur les spécialistes : infirmiers, médecins… l'éducateur ne sait pas intervenir sur ces questions, qu'il s'agisse d'expliquer, de débattre, d'interdire… l'éducateur est dépassé, et à juste titre : rien dans la formation initiale ne répond à la problématique, si vous cliquez sur « éducateur et sexualité » vous avez des références littéraires et des formations qui vous disent : « La sexualité est une affaire de spécialistes ».

Philippe Brenot (Dans L'éducation à la sexualité (2007),) précise

« Un éducateur est ainsi « une personne qui, ayant reçu une formation spécifique, est chargée de l'éducation de certains groupes de jeunes » (Rey, 1992). En matière d'éducation sexuelle l'éducateur pourra être un enseignant, un médecin, un animateur, un parent ou tout autre personne spécialement formée à tout ou partie de ce grand domaine du vécu et de la connaissance que constitue la sexualité humaine. »

Pourtant comme le disait Freud « *Tout est sexuel* ».et Paul Éluard dans « Recherche sur la sexualité » ajoutait : *"La préoccupation sexuelle est à la base de toute l'activité de l'esprit."*

L'éducateur serait-il par conséquent inopérant sur la plus grande partie de nos vies ?

Dans cet ouvrage, dans sa formulation actuelle, j'ai cité 32 situations éducatives, et pour 14 d'entre elles, la sexualité est clairement à l'origine de la problématique.

Il est possible qu'à travers mes choix je dévoile une obsession, avec quelques amis, j'ai bien commis le livre « sexualité à plusieurs mains », mais je reste persuadé que ce n'est pas loin de la réalité de notre travail.

Par conséquent, l'éducateur est disqualifié pour au moins un tiers des situations ?

Prendre la sexualité à pleine main ?…

Pour un éducateur, comment se manifeste la sexualité du bénéficiaire :

- Une gamine mutique
- Un internat violent
- Une mère possessive
- Un joli couple en foyer
- Une mamie qui crie au viol
- Un pantalon baissé
- Un foulard sali par du foutre
- Un éducateur qui surprend une fellation
- Une enfant enceinte
- Le prix d'une cigarette ou d'une pizza…
- …

Cette liste n'est évidemment pas exhaustive, le sexe en beau et en horrible se décline à toutes les pages de notre vie professionnelle, il me semble impossible de ne pas s'emparer de la question.

Quelques exemples : dans un internat un gamin viole les autres, le directeur le punit par quelques séances avec le psychologue « maison » (salarié à l'établissement). Résultat : des années plus tard, le gamin devenu adulte est aux assises pour viols de mineurs.

Dans la Mecs où les gamines payaient leur entrée ou leur cigarette par des fellations, tout le monde savait, et quand la mixité fut terminée, une administratrice déclara : « Maintenant, il n'y a plus rien à craindre dans les internats ». Quelle ignorance !

Un gamin de douze ans viole un enfant de six le dimanche, le lundi il est en ITEP en présence d'un autre gamin de six ans, « il fallait garder le secret. »

Mais tout n'est pas moche, par bonheur, rappelez-vous cette éducatrice qui accompagne le jeune garçon vers sa féminité, ces résidents qui redécouvrent le plaisir de plaire.

L'éducateur est « en plein » dans la sexualité, car il est dans la vie, l'intimité, les sentiments, l'accompagnement.

Alors que faire, que dire ?…

Osons être nous, comme pour tout le reste. Il y a des valeurs que nous défendons : le respect, l'amour, le libre choix… et d'autres choses que nous combattons : la violence, l'emprise, l'irrespect…

Nous osons parler du bien et du mal dans de nombreux domaines, pourquoi pas celui-ci ?

Pourquoi accepterions-nous d'être disqualifiés ?

Quelques exemples de réalités éducatives face à la sexualité…

Histoire d'un couple en institution…

« Je souhaite compléter par un sujet qu'il est toujours délicat d'aborder en équipe : la vie intime et sexuelle des personnes en situation de handicap.

Jordan a été admis au Foyer de vie il y a quelques mois. Il montre dès les premiers jours un souhait très prononcé « d'avoir une chérie » comme il l'exprime. Il débute une relation avec une jeune femme qui se révèle être compliquée car Jordan semble être directif et envahissant avec elle. Un entretien est provoqué avec l'infirmière du Foyer, entretien au cours duquel la jeune fille s'exprime dans un premier temps, seule, puis avec Jordan avec l'aide de l'infirmière. Cette dernière reprend avec les deux jeunes gens les bases de la relation amoureuse et de la vie intime ainsi que la notion de consentement afin de vérifier que toutes les notions soient acquises et comprises par les deux jeunes. Cette relation semble mettre à mal la jeune fille, j'observe avec l'équipe qu'elle ne sourit plus et ne participe plus aux activités, elle attend Jordan tout au long de la journée et n'est plus disponible dans l'échange avec les professionnels. La mère de la jeune fille transmet à l'équipe qu'elle ne reconnaît plus sa fille, qu'elle semble focalisée sur Jordan et que cela devient problématique dans leur relation également. Au fil des semaines, nous observons en équipe que la jeune fille paraît triste et fatiguée. La situation est abordée en réunion d'équipe et la cheffe de service et la directrice valident qu'il est nécessaire d'aborder avec la jeune fille que cette relation met sa santé en péril. L'infirmière s'entretient de nouveau avec elle et l'accompagne à engager la rupture avec Jordan.

Jordan débute, dès la fin de cette première relation, une autre relation qui ne dure pas non plus. Nous avons observé ce jeune homme en équipe et décidons d'être très vigilants concernant son comportement vis-à-vis des jeunes filles avec qui il entretient une relation amoureuse.

Il débute alors une relation avec Laurie. Cette jeune femme semble répondre à ses souhaits et aux besoins constatés dans sa relation précédente. Jordan vit sur la même unité de vie que Laurie. Quelques semaines après le début de leur relation, j'observe avec l'équipe que Laurie paraît fatiguée, elle s'isole du groupe de l'unité de vie, ne s'alimente que très peu et passe tout son temps libre avec Jordan. Les transmissions écrites de tous les collègues révèlent également ce constat. L'équipe de l'unité de vie concernée se trouve en difficulté car elle s'oppose progressivement à tout ce qui est proposé. Suite à un échange lors d'un temps de transmissions orales, nous demandons en équipe à l'infirmière d'intervenir pour rétablir le dialogue car Laurie exprime souhaiter se confier à elle. Malgré cet entretien, la situation ne s'améliore pas et tend à se dégrader davantage.

Face au mal-être et aux confidences de Laurie qui exprime souvent se sentir « forcée d'avoir des rapports », nous décidons en équipe que les deux jeunes soient reçus en entretien par les coordinatrices et la cheffe de service afin de rappeler le règlement de fonctionnement de l'établissement mais également la loi.

Laurie exprime qu'elle « l'aime et ne veut pas cesser sa relation avec lui ». Les deux jeunes seront écoutés à plusieurs reprises mais le mal-être de Laurie qui ne semble pas arriver à se faire respecter concernant leur vie intime inquiète l'équipe.

Les coordinateurs leur proposent également de consulter un spécialiste ensemble car les troubles sexuels de Jordan dépassent les compétences de prise en charge du groupe « vie affective et sexuelle » et toutes les solutions trouvées et mises en place par l'équipe pour les aider à gérer leurs souhaits respectifs n'ont pas fonctionné. Ils adhèrent tous les deux à cette proposition et consultent une première fois une sexologue. Deux semaines plus tard, un nouvel entretien est provoqué avec la sexologue car Laurie est de nouveau en difficulté dans ses relations avec Jordan. La sexologue propose alors qu'ils dorment ensemble une nuit sur deux, ce qui donnera selon elle la possibilité à Laurie de se reposer et d'affirmer de nouveau ses propres choix et besoins.

Nous décidons alors en réunion d'équipe de proposer à Jordan de changer d'unité de vie car en vivant sur la même unité de vie que Laurie de surcroît au même étage, il peut se rendre dans sa chambre quand il le souhaite. À la suite d'un échange avec les surveillants de nuit, ceux-ci nous confirment qu'ils ne peuvent pas veiller aux déplacements sur le même étage. Il est d'accord avec cette proposition et change donc d'unité de vie, il intègre l'unité de vie au sein de laquelle je suis référente. Les premiers jours qui suivent son arrivée se déroulent bien, Jordan et Laurie respectent le fait de dormir ensemble une nuit sur deux, puis Laurie refuse certains soirs de dormir avec lui, il est donc nécessaire que les référents des deux groupes respectifs s'adaptent et soient coordonnés et cohérents afin de tenter de rétablir le mieux possible le rythme d'une nuit sur deux à chaque changement rencontré. Je propose à l'équipe d'écouter les souhaits qu'expriment Laurie et que dans les périodes difficiles pour elle, l'équipe s'adapte et autorise par exemple qu'ils dorment ensemble deux nuits de suite si elle le souhaite mais de maintenir une "pause" nécessaire. L'équipe n'est pas de mon avis car selon mes collègues il faut maintenir le cadre donné par la sexologue. Je maintiens que selon moi, Laurie ne peut maintenir ce cadre du fait de ses troubles autistiques ou lorsqu'une angoisse l'envahit et qu'elle ne supporte pas qu'on la touche. La situation étant dans une impasse, la directrice procède à un questionnement inter-institutions et un signalement pour situation préoccupante destinée à alerter la difficulté de l'équipe à accompagner Jordan et Laurie.

À la suite de cette réunion, j'échange avec Jordan. Il ne mesure pas trop l'impact de ses actes car il semble avoir des besoins très présents. Il exprime que ce n'est pas grave si « sa chérie » ne souhaite pas avoir de rapports, qu'il comprend. Mes collègues et moi-même travaillons en lien avec les référents du groupe « vie sexuelle et affective » sur des outils pouvant l'aider à gérer ses pulsions, y compris un traitement médicamenteux si cela s'avérait nécessaire. De plus, nous découvrons sur notre unité de vie que Jordan a des rapports consentis avec d'autres résidents du même sexe. Je lui explique que c'est son droit mais que Laurie doit en être informée, par respect pour elle et qu'elle puisse lui dire si elle souhaite poursuivre leur relation. Je l'informe également que c'est à lui de lui expliquer, que je peux l'aider à l'exprimer mais cela doit venir de son initiative. En parallèle, à la suite de ces observations que j'inscris dans les transmissions, les référents du groupe « vie affective et sexuelle » proposent de l'aider à gérer ses pulsions. En effet, Jordan présente des troubles de la mémorisation, les consignes peuvent lui être répétées à plusieurs reprises mais oubliées quelques instants après.

L'adaptation permanente que demande l'accompagnement de Laurie et Jordan amène un questionnement en réunion éducative de certains professionnels. Les éducateurs de l'unité de vie de Laurie demandent s'il serait possible d'établir un calendrier avec des jours fixes pour les nuits communes de Jordan et Laurie, avançant également comme argument que le surveillant de nuit ne sait plus quand il doit inviter Jordan à regagner sa chambre ou pas car Jordan change de discours selon le professionnel qu'il croise. L'équipe semble approuver cette demande, le silence qui suit cette proposition montre qu'aucun professionnel ne désapprouve. Je prends donc la parole afin d'exposer mon positionnement, selon moi la collectivité ne peut pas imposer sa vie intime à l'individu, on ne peut pas imposer un fonctionnement aussi strict. J'exprime également que Laurie et Jordan ont besoin qu'on leur explique à chaque nouvelle difficulté rencontrée dans leur vie de couple quelles sont les règles de la vie en société, les droits de chacun et le respect de l'autre. Cet accompagnement demande du temps car il est nécessaire de rappeler très régulièrement toutes les dimensions de la vie de couple à Jordan et Laurie. J'obtiens le soutien de deux autres collègues qui sont également perturbés par la proposition qui vient d'être faite. L'équipe de direction propose de prendre un peu de temps pour réfléchir à d'autres solutions pour aider Jordan et Laurie à vivre plus sereinement leur relation.

Au cours de la réunion éducative suivante, je suis absente. La proposition de l'équipe de l'unité de vie de Laurie est validée et appliquée le soir même. Jordan et Laurie approuvent cette proposition à la suite d'un échange avec mes collègues. Quelques jours plus tard, Laurie souhaite inverser un jour car ce soir-là elle sent qu'elle a besoin d'être seule et de se reposer. L'équipe lui impose donc de dormir seule deux nuits de suite pour suivre le "calendrier" validé en réunion d'équipe.

À mon sens, ***l'équipe doit tenter de s'adapter au mieux aux besoins des personnes accueillies*** *avant de valider une proposition organisationnelle qui entrave leurs droits et libertés. Cet accompagnement demande certes à l'équipe une grande adaptation quotidienne mais l'épanouissement des personnes à travers une relation sentimentale et le droit de vivre une sexualité font parties selon moi de nos missions d'accompagnement. »*

Texte issu du livret de l'éducatrice

<u>Analyse :</u>

Jordan a une sexualité importante, hors morale. Visiblement, il n'a pas intégré tous les codes sociaux, mais il ne viole pas, et parvient à séduire

L'équipe délègue l'approche à l'infirmière puis au sexologue et enfin aux cadres.

Dans son choix final, l'équipe privilégie l'organisation à l'accompagnement.

<u>Conclusion :</u>

L'institution prend en compte, comme elle peut, la vie sexuelle et affective de ses résidents. Dans cette situation, il faut reconnaître que l'accompagnement est complexe., l'équipe fait le choix du « pratique », l'éducatrice narratrice a raison sur sa critique, il faudra encore du temps pour convaincre.

Je veux qu'on m'aime…

« Je m'appelle Marie, j'ai dix-neuf ans. Je suis une fille différente. Ma tête n'est pas bien faite, d'après ce que me disent les autres gens. C'est vrai qu'à l'école, je n'ai jamais réussi. J'ai du mal à lire et à écrire. Et je suis bien trop lente.

Pour le calcul, je sais compter, mais pas diviser.

À l'école, souvent on se moquait de moi.

J'étais mieux quand on m'a mise à l'IME. Là, j'étais normale, comme les autres. Parfois même, c'est moi qui comprenais le mieux, ou le plus vite.

J'avais des copines ; Béatrice et Anaïs, et avec elles, nous avions plein de secrets. Nous regardions un peu les garçons. À l'IME les garçons s'intéressaient à nous, certains nous envoyaient des mots doux.

Aujourd'hui, je travaille à l'ESAT. Je suis la plus jeune. Mes copines sont moins drôles que Béatrice et Anaïs. Elles sont beaucoup plus âgées. Elles sont toutes en couple, en général avec un collègue de l'ESAT. Ils sont tous moches et alcooliques.

Parfois, à la pause, elles parlent de sexualité, elles racontent quand leur homme leur monte dessus. C'est la nature. Elles me disent toujours que les éducateurs leur ont bien dit de mettre un préservatif.

Moi, maintenant, j'ai un petit copain. Il s'appelle Fabrice. Il travaille à la cuisine, il est gentil.

Il ne m'a jamais touchée. Il m'a juste dit que je suis belle, et qu'il m'aime.

Quand je ne suis pas au travail, je vis au foyer. J'ai un petit studio rien que pour moi. Je fais bien attention d'en prendre soin, j'écoute l'éducatrice, je ne veux pas être virée du logement.

Aujourd'hui, c'est dimanche, je ne travaille pas. Je vais à la fête foraine. Je n'ai personne pour m'accompagner. Les autres sont en famille, moi, ma famille ne veut plus me voir.

En fait, je m'ennuie à la fête. Je vois des groupes de jeunes qui s'amusent, je sais bien qu'ils ne voudront pas de moi, ou juste pour se moquer.

Patrick s'approche de moi, il travaille dans l'atelier mécanique. Il m'arrive de le croiser. Il a l'air calme.

Il me demande si je veux boire un café chez lui. Il n'habite pas loin…

Je ne sais pas. Il me tire le bras. « Allez ça passera un moment ».

Finalement, je lui donne la main et nous allons chez lui.

Il est gentil, il me parle bien. Il me dit que je suis une jolie fille, qu'il est content de se promener avec moi.

Il me fait penser à mon père quand on allait dans les bois.

Chez lui, il y a deux pièces, la cuisine et une chambre. Il me sert un café. Il est gentil.

Je bois le café, et l'odeur me rappelle la maison. Je regarde Patrick, et je me dis que je dois être gentille avec lui.

Une voix me dit d'aller s'asseoir sur ses genoux. Je me lève et je m'assois sur lui. Il met ses mains dans mon dos sous mon tee-shirt. Je sens qu'il dégrafe mon soutien-gorge.

Je le laisse faire. Je dois être gentille avec lui, il est gentil avec moi. Je ferme les yeux, et je vois papa. Papa me disait toujours que je dois être gentille avec lui, qu'il le mérite, que je dois être une bonne fille.

Papa voulait, après les genoux, que je me mette sur le lit.

Je vais dans la chambre, je m'étends sur le lit. Je baisse mon pantalon jusqu'aux genoux et j'attends.

Patrick me rejoint sur le lit. Il passe sa main sur ma cuisse. Il m'embrasse, et caresse ma cuisse.

Son odeur, sa force me font penser à papa.

Au bout d'un moment, Patrick me dit qu'il faut qu'il aille s'occuper de son père. Je relève mon pantalon.

Je pars.

Quand j'arrive au foyer, l'éducatrice me voit, elle me demande pourquoi je pleure, « Patrick de l'atelier mécanique m'a forcée à faire l'amour »

...

La juge me pose des questions depuis plus de deux heures. Je pleure. Je lui raconte ce que je faisais avec mon père. Il était gentil mon père. Il me disait souvent qu'il m'aimait, que j'étais sa préférée. Souvent, il me disait de venir sur ses genoux, il me caressait le ventre, et il me caressait les seins. A chaque fois il me disait qu'ils étaient trop petits, mais qu'il les aimait bien quand même. Parfois, il me disait d'aller sur le lit. Je connaissais la règle. Je m'allongeais et je baissais mon pantalon. Il venait sur moi, il se frottait sur moi. Il aimait bien lâcher sa semence sur mon ventre. Rarement, il me disait « c'est trop fort » et il mettait son sexe en moi. J'attendais qu'il ait fini. Ça lui faisait du bien.

Une fois, j'en ai parlé à l'école, car j'étais fière que papa m'aime tant. Les gendarmes sont venus. Papa s'est suicidé. C'est pour ça que ma famille ne veut plus de moi.

La juge me parle. Elle pose des questions sur le bien et le mal. Elle me demande ce que Patrick m'a fait. Il m'a dit qu'il m'aime. Il a mis sa main sur mon sexe. Il m'a fait l'amour. Non, je ne voulais pas.

Maintenant Patrick est présent. Il ne se rappelle pas grand-chose. Il ne sait plus qu'il a dit qu'il m'aimait. Il se rappelle que j'ai été sur ses genoux, puis que je suis allée sur le lit.

La juge veut savoir qui a baissé mon pantalon. Patrick dit que c'est lui.

Elle me demande de décrire les gestes de Patrick. Je parle des caresses. Elle veut savoir s'il est entré dans le trou pour faire des bébés.

Non, avec rien.

Elle veut comprendre pourquoi j'ai été sur le lit… je lui explique que j'ai vu mon papa, je l'ai entendu, et j'ai obéi.

Tout le monde se tait et me regarde.

L'avocate de Patrick me demande si j'aime plaire, si j'aime être coquette. Je dis tout fort « oh oui, je veux que l'on m'aime »

Extrait de « Sexualité à plusieurs mains ». Inspiré d'un fait réel.

Conclusion :

Il faut oser parler… le coupable ici, est le silence.

Éducation sexuelle ?

Mélissa avait 14 ans quand je suis arrivée à la MECS, elle était toujours dans le groupe 1 (6-13 ans), ce qui me questionnait. L'équipe semblait être très soucieuse de chacun de ses agissements.

Il ne m'a pas été très difficile d'entrer en relation avec Mélissa ; c'est une jeune fille qui n'a pas de filtre et n'a pas peur des autres, elle connaît depuis longtemps le placement et a très bien repéré quel est le rôle des éducateurs dans sa vie.

Pour commencer, j'ai questionné mon collègue en binôme, puis l'équipe et le chef de service et fais mes investigations dans son dossier pour connaître son histoire et parcours de vie.

La raison de son placement est liée à des carences éducatives et des problématiques sexuelles dans la famille (peut-être des attouchements, rien n'a était prouvé). Sa mère n'a pas pu s'occuper d'elle, présentant une déficience intellectuelle moyenne et des problématiques psychologiques, elle est présente de façon discontinue dans son parcours. Elles se voient sur demande de la mère à l'ASE avec un encadrement éducatif. Son père reste présent et en lien avec les équipes et les services de l'ASE, tout en étant en désaccord avec la décision de justice du placement de sa fille. Il a des droits d'hébergement pendant les vacances scolaires.

Mélissa est en 6e SEGPA et a été diagnostiquée avec une déficience intellectuelle légère et des troubles du comportement, d'où son orientation scolaire afin qu'elle puisse acquérir un statut d'élève avec une prise en charge adaptée et plus spécifique à ses besoins.

Elle a pu faire un « essai » au sein du groupe 2 avec les jeunes de son âge avant mon arrivée. Cette expérience s'est avérée être une mise en danger pour Mélissa qui se livrait à des comportements ambigus avec les garçons de cet étage et créer des conflits entre les jeunes. L'équipe était en alerte face à des problématiques liées entre les adolescents et la sexualité.

Au sein du groupe 1, Mélissa fonctionne en électron libre, parfois très présente pour aider dans les tâches de la vie quotidienne et afférentes aux repas, parfois en marge du groupe ne se préoccupant pas des activités, des contraintes horaires ni des autres jeunes, ce qui peut provoquer des conflits entre les jeunes, et a pour conséquence une atteinte au bon fonctionnement du groupe.

Les devoirs sont difficiles à faire, sa compréhension reste limitée, avec des difficultés dans l'écriture et la compréhension des consignes simples, certainement également parce qu'elle ne voit aucune utilité dans les apprentissages scolaires pour elle, la renvoyant sans cesse à ses limites et échecs.

Mélissa connaît les mêmes problématiques dans sa scolarité et lors de séjours en famille d'accueil ; ces schémas dysfonctionnels se répètent depuis son plus jeune âge.

J'ai fait part de mes questionnements autour de son devenir et d'une éventualité de prise en charge plus spécialisée pour sa scolarité lors d'une réunion hebdomadaire afin de mobiliser l'équipe dans toutes leurs connaissances et expériences passées.

Il semble qu'elle ait atteint ses limites.

Nous avons pu également échanger en équipe lors d'une réunion d'analyse des pratiques autour des stratégies éducatives auprès d'enfants et adolescents présentant des comportements sexualisés, sujet que j'ai abordé par rapport à la situation. L'adolescence est une période charnière en matière de changements, le corps change et des pulsions sexuelles apparaissent, les questions sur la sexualité sont nombreuses et rythment leurs vies. Le psychologue animant l'analyse des pratiques est ouvert et m'oriente vers des lectures simples sur l'adolescence et les changements physiologiques. J'ai pu échanger avec mes collègues du groupe 2 qui sont dans toutes les problématiques liées à l'adolescence.

Je me suis investie auprès de Mélissa pour lui apporter une aide autour de son hygiène corporelle pour pouvoir entrer un peu plus dans son intimité et comprendre ce qu'elle ressent. Ces moments en individuel lors de séances de soins de beauté (soins des cheveux, explications autour d'un maquillage simple, aide dans la compréhension des menstruations, épilation…) m'ont permis de comprendre son mode de fonctionnement et de lui apporter un repère en tant que femme et un soutien dans ce qu'elle vit.

Je lui ai proposé un planning sur ses cycles menstruels avec une explication sur les dates, un calendrier imagé pour une visibilité plus simple et plus accrocheur, afin qu'elle puisse anticiper les dates de ses nouvelles règles et se préparer en conséquence (avoir des serviettes hygiéniques dans son sac d'école, en nombre correspondant pour changer à chaque récréation).

J'aime cette étape de la relation éducative et de confiance où les liens se tissent dans le bien-être et le travail de confiance en soi. L'apprentissage autour de la connaissance de son corps est différent par rapport aux autres jeunes filles du groupe, qui ne sont pas encore à cette étape de leurs vies. Son corps change rapidement avec l'apparition des seins et des poils. Ces questionnements autour de son corps restent sains, elle a besoin de comprendre ce qu'il se passe en elle et se regarde différemment dans le miroir.

Je l'ai accompagnée en individuel pour l'achat de sous-vêtements adaptés et pour des petites courses d'hygiène. Lors de ces moments privilégiés, elle a abordé des sujets sur la sexualité, son corps de femme, ses envies sexuelles, son regard sur les garçons, son envie de faire l'amour car, « grâce à ses règles qui la rendent Femme », elle se dit qu'elle doit s'adonner à des pratiques sexuelles.

Sa compréhension face aux évènements passés de sa vie est limitée, ou peut-être mis de côté par son cerveau ? Y a-t-il une part de déni ? Qu'a-t-elle compris de son placement par rapport aux faits qui sont reprochés à son père face à des éléments douteux relatés au domicile ? Que comprend-t-elle vraiment de la sexualité ? Quelle image voit-elle lorsqu'on aborde la sexualité ?

C'est lors des transports en individuel qu'elle se livre le plus. Elle est à côté de moi et n'est pas obligée de me regarder, la parole est libre, il se passe beaucoup de choses dans ces échanges informels dans les transports. Son esprit divague, cependant, elle questionne peu et semble peu réceptive quand je lui parle d'envie commune (consentement mutuel) et de respect à l'autre et à soi. Elle affirme pleinement ses envies, semble ne pas se soucier de ce que l'autre en face veut ou ne veut pas. L'autre n'est pas un sujet de droit, ni un acteur, il permet d'assouvir ses propres envies.

Je lui explique qu'elle doit prendre en considération l'autre et qu'elle ne peut pas pratiquer la sexualité n'importe comment. Est-ce réprimer ses envies ? est-ce étouffer ce qu'elle est ? Il m'est parfois difficile d'entendre ses pensées et de rediriger vers ce qui est la « norme ».

La sexualité des adolescents est un sujet « brulant », je pense aussi qu'il faut être au clair avec sa propre représentation de la sexualité et des pulsions adolescentes. Ses envies sont aussi des envies d'adolescentes, elles restent naturelles, elles sont aussi révélatrices de ce qu'il se passe dans les changements de son corps et de l'apparition des hormones. Mélissa est une jeune fille qui se pose des tas de questions très librement, elle n'a pas de limite, sa déficience intellectuelle limite sa compréhension, son histoire familiale trouble d'autant plus ses représentations.

La prise de recul est nécessaire pour moi en tant que professionnelle et en tant que personne, tout comme une traçabilité écrite comme un tableau de bord, et un passage de relais lorsque je me sens démunie.

De nouveaux incidents ont été déclenchés par Mélissa au sein de l'école et lors d'un séjour dans sa famille d'accueil autour de la sexualité et d'attouchements qu'elle aurait fait sur deux jeunes garçons.

Elle a également rapporté des propos complexes lors d'un retour sur un séjour chez son père dans le même mois (vacances de février).

Qu'a-t-elle vécu chez son père ? Les évènements déclenchés à l'école et dans sa famille d'accueil font suite au séjour chez ce dernier. A-t-elle reproduit des choses qu'elle aurait vues (images pornographiques, nudité apparente du père) ou subies ? Son père a un discours contradictoire qu'il est difficile de démêler.

Mélissa elle-même rapporte des propos confus d'images qu'elle aurait vues. Elle ne dénonce aucun geste de son père. Elle ne souhaite certainement pas incriminer des choses répréhensibles qui nuiraient à son père. Le conflit de loyauté est important. En même temps est-il vraiment impliqué dans quoi que ce soit ?

Pour éviter toute interprétation et mise en danger, le directeur de la MECS a rendu compte par écrit des faits relatés par Mélissa et par son père et fait un signalement au juge des enfants et à l'ASE.

Pour aider Mélissa dans sa représentation de la sexualité, je lui propose, lorsqu'elle ressent l'envie en elle de passer à l'acte, de prendre une feuille de papier et de dessiner ce qu'elle souhaite faire et de le garder pour elle. J'aborde également le sujet de la masturbation.

Je travaille en parallèle sur moi, sur mes propres représentations, je sollicite le pédopsychiatre afin qu'il m'aiguille sur le sujet. Je fais des recherches sur le net et cherche des ouvrages sur la sexualité des adolescents. Je lui ai trouvé une bande dessinée de Titeuf « le zizi sexuel » dont elle s'est munie aussitôt.

J'apprends avec elle mon propre positionnement face à la sexualité et l'adolescence.

Cette situation me remue !

Mélissa a dû rendre compte de ses agissements auprès de la gendarmerie pour les attouchements relatés par le jeune garçon de l'école, ses parents ayant porté plainte. Je l'ai accompagné à la gendarmerie lors de l'audition, à la demande du directeur de la MECS.

Les gendarmeries alentours connaissent la MECS et ont connaissance du public accueilli, il est arrivé que des gendarmes interviennent lors de fugues, de détention de produits illicites, ou de mise en danger pour des adolescents dans des contextes de tentatives de suicides. Elles sont au fait des problématiques rencontrées par les jeunes de l'établissement. Elles gardent également un regard bienveillant du travail effectué auprès des jeunes….

Les services de l'ASE ont souhaité faire une réunion pluri professionnelle.

Celle-ci a eu lieu dans les locaux de l'ASE, avec Mélissa, sa référente ASE, le Chef de service et moi-même. J'ai relaté les faits et expliqué l'urgence de la situation avec le Chef de service. Les écrits transmis à l'ASE et au juge des enfants doivent être clairs et concis, ils servent de base et de compréhension à la situation. Le projet personnalisé est un support pour l'ASE et le juge des enfants.

À la suite de quoi, l'ASE a transmis l'information au Juge des enfants qui a demandé une audience. Il a pu prendre connaissance de la situation via l'écrit du projet personnalisé, les différents écrits professionnels (compte rendu des réunions de synthèse, de l'éducatrice scolaire, de la gendarmerie et tous ceux que j'ai rédigés et contribué à rédiger). Le caractère urgent de la situation est pris en compte afin d'évaluer au plus vite et au plus juste les ajustements à mettre en place autour de la jeune.

Cette audience se déroule dans le bureau du Juge des enfants, les personnes présentes sont les professionnels autour de Mélissa : le directeur de la MECS représentant l'établissement, moi en tant que référente, la référente de Mélissa des services de l'ASE, ainsi que Mélissa et son père.

Le but étant de revoir sa situation de placement sur l'hébergement chez son père et les incohérences du dernier séjour, les incidents à l'école et dans la famille d'accueil, sa prise en charge à la MECS, son devenir.

Il a également été abordé la mise en danger pour Mélissa sur ses comportements sexualisés et ce que les professionnels comptaient mettre en place. C'est ici que je prends la parole afin d'expliquer ce qui est travaillé pour Mélissa (projet IMPro, travail éducatif autour de la sexualité,…).

Une décision est alors prise après un débat autour des séjours et des droits d'hébergement du père de Mélissa : ses droits de visite seront désormais mis en place au sein des services de l'ASE en visites médiatisées un mercredi tous les 15 jours avec la présence d'une éducatrice spécialisée, il n'y aura plus de droits d'hébergement.

Je me suis rendue chez la famille d'accueil qui accueillait Mélissa un week-end par mois et une partie des vacances scolaires, cette dernière souhaite continuer à accueillir Mélissa mais moins souvent et lorsqu'elle n'accueille pas en même temps d'autres jeunes. La relation avec la famille d'accueil est établie depuis plusieurs années, un lien fort s'est installé et Mélissa est apaisée lors des séjours, ses comportements sont adaptés et sa joie de vivre ressort dans ces moments de partage.

Les questionnements autour des comportements sexualisés de Mélissa restaient importants. De plus, Mélissa est réglée depuis plusieurs mois, outre les informations que je lui donne sur les menstruations, je l'ai accompagnée à la PMI pour qu'elle puisse intégrer le lien entre ses cycles et une éventuelle grossesse. Le but étant de faire prendre conscience à Mélissa qu'à l'âge qu'elle a et des situations autour d'elles, il serait important de penser à un moyen de contraception.

Se pose alors à moi le questionnement autour du consentement éclairé, le consentement doit être libre, c'est-à-dire en l'absence de contrainte, et éclairé, c'est-à-dire précédé d'une information comprise. Souhaitant avoir des relations sexuelles, Mélissa a besoin d'être protégée, d'être avertie, de comprendre ce qu'est le consentement mutuel... et a besoin d'une contraception. Enfin elle, elle ne le sait pas vraiment qu'elle en a besoin, elle sait parce qu'on le lui expose, on le lui impose ?

Travaillant sur ces points importants de son devenir de femme, j'explique à ma hiérarchie que je me sens frileuse quant à lui insuffler ce qu'elle doit faire. Il est nécessaire de protéger Mélissa, de lui proposer un mode de contraception adapté et qu'elle en comprenne le sens, mais je ne m'en sentais pas d'en prendre la responsabilité seule. J'ai donc sollicité le Chef de service afin de travailler ensemble pour aider Mélissa dans la compréhension et l'importance d'une contraception.

Elle a choisi, après présentation des différentes contraceptions existantes d'opter pour la pause d'un implant (moins contraignant que la pilule pour elle et plus adapté à la situation). Nous avons pris rendez-vous toutes les deux chez un gynécologue dans un premier temps. Je l'ai accompagnée à la clinique avec le Chef de service qui est venu, car il est d'autorité de ne pas accompagner seule dans ce contexte, également aussi pour gérer une éventuelle « crise ». Mélissa a quelques fois des comportements inappropriés et peut s'enfuir voir se mettre en danger. Je suis rentrée avec elle dans le cabinet à sa demande, le Chef de service nous attendant dans la salle d'attente.

Tout s'est bien passé, Mélissa était cependant silencieuse dans la voiture au retour…

Éducatrice

Quelques clefs de lecture théoriques pour approcher de la « vérité ».

L'intimité de la personne en institution

« L'exercice des droits et libertés individuels est garanti à toute personne prise en charge par des établissements et services sociaux et médico-sociaux. Dans le respect des dispositions législatives et réglementaires en vigueur, lui sont assurés :

1. Le respect de sa dignité, de son intégrité, de sa vie privée, de son intimité et de sa sécurité ;
2. Sous réserve des pouvoirs reconnus à l'autorité judiciaire et des nécessités liées à la protection des mineurs

en danger, le libre choix entre les prestations adaptées qui lui sont offertes soit dans le cadre d'un service à son domicile, soit dans le cadre d'une admission au sein d'un établissement spécialisé ;

3. Une prise en charge et un accompagnement individualisé de qualité favorisant son développement, son autonomie et son insertion, adaptés à son âge et à ses besoins, respectant son consentement éclairé qui doit systématiquement être recherché lorsque la personne est apte à exprimer sa volonté et à participer à la décision. À défaut, le consentement de son représentant légal doit être recherché ;

4. La confidentialité des informations la concernant ;

5. L'accès à toute information ou document relatif à sa prise en charge, sauf dispositions législatives contraires

6. Une information sur ses droits fondamentaux et les protections particulières légales et contractuelles dont elle bénéficie, ainsi que sur les voies de recours à sa disposition

7. La participation directe ou avec l'aide de son représentant légal à la conception et à la mise en œuvre du projet d'accueil et d'accompagnement qui la concerne. »

Article L311-3 du Code de l'action sociale et des familles (Dispositions insérées par Loi n° 2002-2 du 2 janvier 2002 rénovant l'action sociale et médico-sociale)

Dans nos exemples :

À mon sens, l'équipe doit tenter de s'adapter au mieux aux besoins des personnes accueillies avant de valider une proposition organisationnelle qui entrave leurs droits et libertés

Je dis tout fort « oh oui, je veux que l'on m'aime »

Pouvoir échanger avec le résident afin de recueillir ses intentions, à la suite de sa fin d'obligation de soin et d'évoquer les risques s'il décidait d'arrêter son traitement et le bénéfice, s'il le continuait.

Tout est sexuel…

« La première grande découverte freudienne, c'est d'avoir mis en évidence que la sexualité n'est pas un long fleuve tranquille mais, bien au contraire, le nœud de tous les conflits de la vie psychique. »

Que l'on adhère ou non aux théories freudiennes, dans notre travail, le désir, la découverte, la possession, l'amour par exemple sont des moteurs omniprésents… Acceptons au moins d'en parler…

Dans nos exemples :

• Jordan a été admis au Foyer de vie il y a quelques mois. Il montre dès les premiers jours un souhait très prononcé « d'avoir une chérie » comme il l'exprime

• *Une voix me dit d'aller s'asseoir sur ses genoux. Je me lève et je m'assois sur lui. Il met ses mains dans mon dos sous mon tee-shirt. Je sens qu'il dégrafe mon soutien-gorge.*

• *En résumé, il m'expliqua que c'était les autres qui pouvaient être amenés à le tenter et que c'était difficile de gérer ces pulsions*

Libido…

Étymologiquement, le mot "libido" signifie « **violente envie** ». Les troubles de la libido peuvent être pris en charge par un sexologue. © Bryan Brenneman, Wikipédia, cc by 2.0

La libido désigne globalement l'appétit sexuel. Le terme est issu de la philosophie, mais a été repris par Sigmund Freud qui l'a introduit en psychanalyse, avant que la médecine ne s'en empare également. Il est toujours relatif à la sexualité.

Dans nos exemples :

- Laurie exprime qu'elle « l'aime et ne veut pas cesser sa relation avec lui »
- *Je vais dans la chambre, je m'étends sur le lit. Je baisse mon pantalon jusqu'aux genoux et j'attends*
- *Lors de cette discussion, il a pu aborder ses pulsions sexuelles,*

L’éducateur pris dans le secret de famille.

« Tu sais ma chérie, il y deux sortes de secrets, les secrets bonbons, qui sont des friandises de la vie, des petites choses qui servent le bonheur, comme d’avoir rendu un service discrètement, d’avoir mis plus de sucre dans un dessert. Et il y a les secrets piments, ceux qui te rongent ton corps et ton âme. Quand tu as un secret piment il faut vite le jeter, quand ton ami a un secret piment aide le, si tu peux, à le rejeter. Mais n’oublie pas, chacun est propriétaire de ses secrets. »

La vie Bonus David Lerenard

Quelques clefs de lecture sur la place du secret de famille dans l’action éducative…

Le stand exposition…

Qui n’a jamais assisté à une réunion déballage, où « une situation » est exposée, analysée, disséquée. Le raisonnement qui préside est « il faut tout savoir ». J’ai en souvenir des réunions dans le cadre de l’AEMO, ou le jugement était relu en intégralité devant « l’équipe », c’est-à-dire plusieurs éducateurs, les cadres et les psychologues. Les jugements sont déjà des documents très fournis sur l’intimité des familles. Ensuite, l’exposé se poursuivait par un génogramme qui présentait toute la famille sur au moins trois générations, un rapport du cadre accueillant qui recueillait l'histoire de chaque personne concernée. Cet ensemble d'informations était préalable à « l'accompagnement », toutes les hypothèses possibles étaient formulées, les psychologues qui ne verraient jamais les personnes partageaient leurs analyses spontanées… et tout ceci sans la présence des personnes bien sûr.

Ce travail rassurait l'équipe, mais le changement de méthode a démontré que l'échange avec les familles, ainsi que l'implication des psychologues dans l'accompagnement étaient plus efficients.

Faut-il tout savoir ? et tout le monde doit-il tout savoir ?

Nos connaissances sur l'autre peuvent en effet être utiles, savoir que telle personne agresse facilement les éducatrices, ou telle autre est attirée par les petits garçons sont des connaissances essentielles pour la sécurité.

Dans une équipe que tous connaissent les maladies familiales, l'alcoolisme d'un oncle, l'illettrisme du frère devient parfois du voyeurisme.

Il appartient aux cadres de faire le tri du nécessaire, du confidentiel, et du strictement secret. Ensuite chacun, selon son métier et ses fonctions devra se conformer à ses obligations légales de discrétion ou de secret professionnel.

La rencontre…

Pour accompagner, et non pas pousser ou tirer, il est nécessaire de créer une relation de confiance. Une relation où la personne va progresser, ouvrir son chemin. On le sait, tout récit est une histoire racontée, donc une transformation de la réalité. Il ne s'agit alors pas de prouver une vérité, mais d'aider la personne à approcher de sa propre réalité.

Il est nécessaire également de lui permettre de tenter de nouveaux scénarios de vie, rien ne sert de faire porter sans cesse une culpabilité à un parent, il est mieux de l'aider à accueillir son enfant handicapé, par exemple.

Avant moi, rien n'a été fait…

Ne pas étaler, ressasser le passé, ce n'est pas le nier. Avant l'accompagnement en ESAT, la personne a eu, par exemple un accompagnement en IME. C'était peut-être plus cocooning… mais l'accompagnement passé est la racine du présent. Le dossier est utile, il ne doit pas empêcher de s'autoriser une rencontre « toute neuve », mais l'institution doit porter avec bienveillance l'histoire de la nouvelle personne accueillie.

Le mieux est toujours de partager avec la personne concernée, pourquoi doit-on savoir, et en même temps s'organiser pour que la personne ne sache pas que l'on sait ?

Si on souhaite sortir du contrôle, de l'emprise, il nous faut apprendre la rencontre.

Maintenant t'es mon usager…

Dès qu'un accueil est réalisé, on impose des règles, mêmes si elles sont regroupées dans un joli livret d'accueil.

Le verbe devoir est utilisé en abondance, et « on prend en charge » le nouveau dossier. On le conduit éventuellement dans nos beaux véhicules bien floqués, que tout le monde sache, on crée des établissements bien visibles, on fait la publicité de notre action dans tous les lieux de vie de la personne : travail, école, loisirs, sports, amis, famille, voisins…

« C'est un travailleur handicapé, c'est un suivi judiciaire, c'est un malade psychique, il était dans la rue… etc. »

Je fais tout ça pour ton bien…

« On ne fait pas le bonheur des gens malgré eux » Jules Ferry

Il est urgent que l'action éducative soit émancipatrice par sa pratique, comme les textes en vigueur l'invite à l'être. Nous ne pouvons pas décider du bonheur des gens, cessons de raisonner selon des « analyses » sauvages, faites à partir de feuilles de papiers, d'impressions. J'ai connu une MECS qui « analysait » les familles selon la reproduction des prénoms à travers les générations…

Quelques exemples de réalités éducatives face à la confidentialité et la discrétion.

Des anecdotes…

Réunion de projet en foyer d'hébergement : le jeune résident apprend dans la discussion que son papa est mort par suicide, il y a trois ans… l'équipe avait oublié que c'était un secret.

Le gamin de 11 ans est en Itep, il viole un autre enfant. Lors du changement d'établissement, on ne dit rien, l'enfant recommence dans sa nouvelle structure ;

Louis a douze ans, il est mêlé à une sombre histoire d'attouchement dans son quartier, scolairement il s'effondre. En Itep, il retrouve une nouvelle scolarité, où il réussit bien. La PJJ va dans son nouveau collège, le principal crie au scandale de ne pas savoir…

Le même Louis est jugé, la peine est légère, il n'y a pas eu d'agression. Libéré du poids, il va mieux scolairement et surtout il commence à draguer des garçons via des SMS. En synthèse, le psychiatre demande la rédaction d'une information préoccupante pour récidive.

Jules est en CM1, il est perturbateur. L'instituteur pour calmer Jules écrit en gros sur le tableau le nom du service AEMO.

Julie est en collège, elle a des difficultés scolaires et relationnelles. Dans le compte rendu du conseil de classe, il est indiqué que c'est bien une enfant à problème, d'ailleurs elle fait l'objet d'un suivi AEMO.

Les enfants de l'Itep demandent à être sortis du véhicules deux cents mètres avant le collège, ils ne veulent pas être estampillés.

Sur Facebook, une gentille maman, formée dans le commerce (donc l'image de marque) se plaint de la délinquance puis continue : « *une commerçante s'est faite braquée par les gens du P… (CHRS local), connus de vos services…* »

Lors d'un premier contact en AEMO, une famille explique ses difficultés avec ses enfants, « ils sont durs, mais ils sont gentils » L'éducatrice présente intervient en levant la voix : « On lit le journal ici, vos enfants ne sont que des voyous ! »

En réunion d'ESS, la psychologue annonce que Léa, 7 ans a un développement cognitif équivalent à celui d'une enfant de 2ans ½, la maman présente s'effondre, on n'avait pas pensé à lui restituer les résultats avant la réunion.

Quelques clefs de lecture théoriques pour approcher de la « vérité ».

Le secret professionnel…

Les éducateurs ne sont pas soumis au secret professionnel mais…

« *Certains travailleurs sociaux sont soumis au secret en raison de leur profession. Il en va ainsi des assistants de service social et des étudiants se préparant à cette profession.*

D'autres le sont en raison de leur mission ou fonction, comme :

- *Les travailleurs sociaux participant aux missions du service de l'aide sociale à l'enfance ou du service de protection maternelle et infantile ;*
- *Les professionnels exerçant des missions relevant du RSA ;*
- *Les personnels du secteur public de la protection judiciaire de la jeunesse ;*
- *Les professionnels des services pénitentiaires de probation ;*
- *Les personnels des centres d'hébergement et de réinsertion sociale ;*

• Les personnes intervenant dans l'instruction, l'évaluation et l'orientation d'une demande SIAO ;

• Les membres des CCAS et CIAS intervenant dans l'instruction, l'attribution et la révision des admissions à l'aide sociale. »

Source internet

Secret partagé ?…

« Depuis les débats qui ont précédé l'adoption des deux lois du 5 mars 2007, prononcer l'expression « secret professionnel » suffit bien souvent à provoquer inquiétude et crispation auprès des professionnels de la protection de l'enfance et appelle immédiatement à faire référence au « secret partagé ». ***Or le secret partagé n'est qu'une facilité de langage utilisée pour nommer la transmission d'informations confidentielles****, il n'est surtout pas une grande boîte où seraient versés des secrets auxquels des élus et professionnels autorisés auraient accès »*

Source internet

La compétence des familles…

Il est souvent très difficile pour le travailleur social d'imaginer un autre scénario de travail que celui du contrôle « je sais et je sais ce qu'il faut faire ». Ce modèle est fondateur du médicosocial. A bien regarder, c'est un système de domination très éloigné d'un travail d'émancipation.

L'analyse systémique propose d'aborder le travail différemment, la famille, l'organisation de la personne répondent à des règles, elles sont mues par des compétences, des réponses. Le travailleur social est nécessairement en interaction, introduit dans le système, et non plus le dominant. Son boulot est de favoriser la mise au travail des personnes…

« Partant de ce développement, si, comme Guy Ausloos le présente, « Les familles ont les compétences nécessaires pour effectuer les changements dont elles ont besoin à condition qu'on leur laisse expérimenter leurs auto-solutions et qu'on active le processus qui les y autorise[4]*«, cette proposition devient indissociable d'une seconde : « Les systèmes d'intervention ont les compétences nécessaires pour effectuer les changements dont ils ont besoin à condition qu'on leur laisse expérimenter leurs auto-solutions et qu'on active le processus qui les y autorise ».*

Guy Hardy

[4] G. AUSLOOS, « La compétence des familles », Eres, Ramonville Sainte-Agne, 1995,

Conclusion

Il n'est pas dans le projet originel de conclure cette réflexion par un joli paragraphe expliquant ce qu'est un éducateur.

J'ai écrit cet ouvrage comme j'écris les polars, je laisse l'histoire se dérouler et semer ses indices.

Ici, le premier indice a été cette définition dialectique :

Former aux comportements attendus (dressage)

Renforcer la confiance en soi (accompagnement)

J'ai la certitude que l'on n'est pas sorti de ce tiraillement. Les institutions, porteuses des valeurs, décident en effet des comportements attendus, et de la définition même du métier, de la formation, de l'éthique.

En fait l'éducateur, et malgré la réforme, est encore considéré comme un exécutant, un agent des politiques sociales, médicosociales, et judiciaires. Ce qui souvent est paradoxal car on lui demande de réfléchir, d'analyser, de comprendre.

Est-ce le poids de l'université ? Le diplôme ressemble de plus en plus à une pochette de savoirs. Je me souviens de mon premier cours en DESS, dans la promotion, il y avait des étudiants avec des maîtrises, des DEA, aux côtés des professionnels comme moi. La responsable de promotion s'est adressée aux étudiants « purs jus » et leur a dit :

« Attention c'est la première année où on va vous demander de réfléchir ».

Deuxième indice rencontré : des bases théoriques inadaptées…

En premier, le projet, la bible de l'éducateur… l'incontournable projet, qui ne devrait en fait qu'être optionnel. Non, le projet ne répond pas à tout, non il n'est pas l'outil exclusif… mais il semble que parfois, on le sacralise, il devient la colonne vertébrale du métier.

Non, l'équipe n'est pas un monde merveilleux, une garantie de la qualité… il nous faut sans doute apprendre la co-construction. Donc la nécessité d'être reconnu individuellement pour ensuite pallier les insuffisances. L'éducateur est traité, comme les personnes vulnérables, on lui démontre en premier ses incapacités…

Apprenons aussi l'activité, l'art, la créativité… tous les éducateurs ne sont pas des artistes, mais ils sont nécessairement des agents culturels, des messagers du beau.

L'aspect le plus difficile dans ce métier est sans doute la gestion du cœur, que ce soit quand le cœur conduit aux sentiments, ou quand il conduit au sexe. L'éducateur est disqualifié, il existe les spécialistes, les soignants… Pas étonnant qu'ensuite on « range » l'éducateur au maintien de l'ordre et de la propreté.

Troisième indice : l'autorité…

Au début il était un pauvre d'esprit qui avait besoin d'être guidé, on créa l'éducateur, qui a eu besoin d'être guidé, alors on créa l'institution religieuse, médicale avec des « personnalités »… et pour que tout cela paraisse politiquement correct on créa la solidarité.

C'est une cascade hiérarchique, l'éducateur trouve sa valeur dans « l'aide qu'il apporte » et trouve sa place dans l'organisation sociale.

D'ailleurs il conserve son titre « éducateur » alors qu'il éduque de plus en plus rarement.

Mais cette enquête me permet finalement, non pas de trouver un coupable, mais un porteur d'espoir. Ces femmes, ces hommes qui osent être fraternels, qui se moquent des grands discours, qui sont constamment à la recherche du mieux faire, et constamment à la recherche du mieux aimer… donnent le sens à ce métier impossible !

Quelques expressions « fourre-tout » à manipuler avec précautions…

La prise en charge…

L'autre devient un poids ? l'expression devient obsolète, aujourd'hui on dit plus facilement « accompagnement »… mais…

L'accompagnement…

L'accompagnement doit être défini, s'agit-il de faire un trajet avec l'autre, de le conduire, de le guider… ou encore un mot poli pour former l'autre à un résultat fixé par avance ?

Le cadrage, cadrer, encadrer…

Il faut cadrer, cet éducateur n'est pas assez cadrant, cet enfant a besoin de cadre.

Il est nécessaire alors de préciser de quel cadre nous parlons, qui l'a décidé, son utilité et comment il peut être modifié.

« Dans le cadre de son projet personnalisé que nous avons décidé ! »

« Cet enfant qui ne rentre pas dans le cadre manque d'éducation, il faut ???? »

Le projet…

À la fois qui dit projet dit méthodologie mais aussi décision ? concertation ? finalité ? acteurs ? partenaires ? Finances ? évaluation ? communication…

La bonne distance…

Ou s'agit-il de la juste proximité ? Il faut se situer dans sa perception de l'affectif, de l'attente des autres.

L'usager, le bénéficiaire, le résident, le résidant, le jeune, la personne vulnérable, la personne en situation d'handicap, le client… etc.

Il faut absolument choisir ses vocables, et les définir. L'usager reste le terme générique et officiel. La personne vulnérable est le vocable à la mode, mais il faut donner une définition car l'expression n'a pas encore de sens officiel.

Institution, service, association, établissement…

Attention le service, l'établissement, et l'association ont des définitions juridiques, délimitées… l'institution a aussi un sens philosophique « je fais institution », ou encore le réflexion sur « la désinstitutionalisation »

Acteur…

Le mot est de plus en plus utilisé, « l'usager doit être acteur de son projet »… Mais qui fait la mise en scène ??? qui écrit le scénario ???

Amour, ressenti, empathie, sympathie, tendresse, sentiments…

Peut-être devons-nous oser non seulement en parler, mais aussi faire vivre tout cela… ?

Finalités, valeurs…

Les finalités sont obligatoires pour l'association médicosociale, il s'agit de l'utopie qui anime la structure… on y trouve que des belles choses autour du bonheur de l'humain, les valeurs !

Juste pour mémoire… les promesses n'engagent que ceux qui y croient…

Travailleur social…

Le terme est maintenant utilisé en terme générique, ce qui facilite l'échange des différents intervenants… mais ôte des précautions quant aux garanties pour une discrétion professionnelle, et nous fait un monde « école des fans »… on a tous 10 !

Coordinateur…

C'est aujourd'hui une fonction officielle de l'éducateur, elle est inscrite au référentiel. Pour l'employeur c'est parfois l'occasion d'avoir cette « courroie de transmission » nécessaire, et gratuite.

Séjour de rupture…

L'expression a pris plusieurs sens, c'est parfois une rupture positive avec le quotidien. Un foyer d'hébergement, par exemple, amène des résidents quelques jours à la mer.

C'est aussi une sanction, le jeune en MECS qui n'est pas dans les clous est mis « en rupture » à la campagne, dans le désert, sur un voilier.

C'est également un soin, un séjour à l'hôpital psychiatrique…

Le mieux c'est sans doute de préciser…

Les enfants désocialisés, les sauvageons, les incasables…

Il existe plusieurs appellations pour identifier ces enfants qui échappent à nos accompagnements, qui ont des souffrances qui sont devenues des gouffres.

Ils existent, leur donner une appellation ne résout pas la question de nos accompagnements…

Manager ou directeur ?…

C'est sans doute la question la plus récurrente en cours de... management.

Directeur, manager sont des titres, ils ne disent pas les personnes.

Pouvoirs disciplinaires...

Tout directeur (manager ?) a des pouvoirs disciplinaires... pourtant il est très à la mode de créer des instances participatives où chacun a le droit à la parole, à égalité, sans risque. C'est impossible ! le médicosocial est basé sur un fonctionnement hiérarchique, et la sanction en est une expression.

Promotion interne...

C'est un concept très développé dans le secteur, on a tous en exemple l'ancien stagiaire devenu éducateur, puis directeur, et même DG... Cela peut être séduisant, mais la promotion sur place permet de faire perdurer les mêmes logiques, renforce l'autorité des cadres « recruteurs ».

C'est un danger d'autarcie, et à terme de maltraitance des usagers et des personnels. Cette pratique n'a rien à voir avec la VAE, qui valide une pratique pas un attachement.

Droit de retrait...

C'est la menace ultime dès qu'un éducateur se sent menacé. Elle est utile... Mais à utiliser avec précaution, nos métiers comportent une part de risques.

Audit...

C'est la menace dès qu'un établissement est en difficulté, l'outil pour tous (administrations, associations, syndicats) pour se dédouaner... Celui qui le demande est considéré comme innocent...

Famille défaillante, parents toxiques, dangereux, destructeurs…

Il est très facile et très commun pour certains éducateurs de disqualifier une famille, parfois même en présence des enfants. Il faut être prudent, il s'agit de jugements, le mieux c'est de rester aux faits, s'ils existent.

En effet certaines familles où les actes sont condamnables, mais dans un village, ou un quartier, une famille peut être traitée de la sorte car un parent travaille de façon non déclarée, a eu un épisode judiciaire, ou un enfant a volé à la supérette…

Des maisons de correction en France (Action-réaction).

On partage le souvenir du centre décrit dans le film « Les choristes ». La « conception éducative « Action/ réaction est encore vivace. Certains établissements sont tellement dépassés par le nombre d'enfants, l'acuité des problèmes, l'absence de projet que l'éducation est réactive ou corrective.

Annexes

Lexique :

Les services :

• AED : Aide Éducative à Domicile, accompagnement des familles sur la base du consentement et mis en œuvre par le conseil départemental.

• AEMO : Assistance Éducative en Milieu Ouvert, mesures ordonnées par le juge pour enfants dans des situations d'insuffisances éducatives.

• SAVS : Service d'Accompagnement à la Vie Sociale, accompagnement de personnes handicapées à leur domicile.

• SESSAD : Service d'Éducation Spéciales et de Soins A Domicile, accompagnement des enfants handicapés.

Les établissements pour enfants :

• CEF : Centre Éducatif Fermé, structure alternative à la prison (8 à 12 jeunes)

• CER : Centre Éducatif Renforcé, structure alternative à la prison (8 jeunes maximum)

• IME : Institut Médicoéducatif, accueil d'enfants présentant un handicap.

• ITEP : Institut Thérapeutique Éducatif et Pédagogique, accueil d'enfants présentant des troubles du comportement.

• MECS : Maison d'Enfants à Caractère Social, accueil d'enfants confiés au conseil départemental soit par un juge, soit par les parents.

Les établissements pour adultes :

• ESAT : (anciennement CAT Centre d'Aide par le Travail) Établissement et Service d'Aide par le Travail, travail protégé pour adultes présentant un handicap.

• FAM : Foyer d'Accueil Médicalisé, accueil de personnes atteintes d'handicap, inaptes à toutes activités.

• Foyer d'hébergement : accueil des travailleurs d'ESAT.

• Foyer Occupationnel : accueil de personnes présentant un handicap, inapte au travail, mais en capacité d'avoir une activité.

• MAS : Maison D'Accueil Spécialisé, accueil du public plus en difficulté que les personnes accueillies en FAM.

Autres établissements :

• CADA : Centre d'Accueil de Demandeurs d'Asile.

• CHRS : Centre d'Hébergement et de Réinsertion Sociale, accueil des personnes démunies.

• CPH : Centre Provisoire d'Hébergement, accueil des personnes ayant obtenu le statut de réfugié.

Diplômes :

• AMP : Aide Médico Pédagogique, métier de base dans le médicosocial.

• CAFERUIS : Certificat d'Aptitude aux Fonctions d'Encadrement et de Responsable d'Unité d'Intervention Sociale, diplôme des chefs de service.

• DEME : Diplôme d'État de Moniteur Éducateur, diplôme inférieur à celui d'éducateur, mais souvent les fonctions sont similaires.

Administrations :

• ARS : Agence Régionale de Santé, ex DDASS, Direction Départementale de l'Action Sanitaire et Sociale ;

les ARS pilotent tous les dispositifs liés aux handicaps (et hôpitaux)… le mot social s'est fondu dans le médicosocial.

- ASE : Aide Sociale à l'Enfance, service départemental pour l'enfance.
- MDPH : Maison Départementale de la Personne Handicapée, administration chargée de prises en charges et orientations.
- PJJ : Protection Judiciaire de la Jeunesse, administration du ministère de la justice pour l'accompagnement des jeunes…

La profession d'éducateur spécialisé (livret 2 VAE)

1-1- Définition de la profession et du contexte de l'intervention

L'éducateur spécialisé est un professionnel du travail social. Il exerce dans le cadre d'un mandat et de missions institutionnelles. Il accompagne, dans une démarche éducative et sociale globale, des personnes, des groupes ou des familles en difficulté dans le développement de leurs capacités de socialisation, d'autonomie, d'intégration ou d'insertion.

L'éducateur spécialisé intervient dans une démarche éthique dans le respect de l'altérité. Il favorise l'instauration d'une relation à l'autre en adoptant une démarche réflexive sur ses pratiques professionnelles. Il s'inscrit dans une analyse partagée de sa pratique professionnelle dans le respect de la confidentialité des informations concernant les personnes.

1-2- Conditions d'exercice et modalités d'intervention

L'éducateur spécialisé intervient dans le cadre des politiques partenariales de prévention, de protection et d'insertion.

Il travaille au sein d'une équipe pluridisciplinaire ou pluri professionnelle. Son intervention s'effectue dans le respect du projet institutionnel et de l'expression de la demande des personnes accompagnées. En fonction de son cadre institutionnel et de ses missions, il est amené à organiser et/ou coordonner des projets et/ou mobiliser des équipes dans la mise en place d'actions socio-éducatives en interne ou dans le cadre de travail en partenariat. Il est en lien avec des partenaires et des réseaux d'acteurs du territoire.

L'éducateur spécialisé est en veille professionnelle et développe une expertise sur les évolutions du secteur ou de l'environnement dans lequel il agit et intervient. Il intègre les évolutions dans son activité et dans ses modes d'intervention et partage ses analyses avec les acteurs concernés.

1-3- Rôle et fonctions

L'éducateur spécialisé travaille auprès d'enfants, adultes, familles et groupes en difficulté en situation de vulnérabilité ou de handicap auprès desquels il contribue à créer les conditions pour qu'ils soient protégés et accompagnés, considérés dans leurs droits et puissent les faire valoir.

L'éducateur spécialisé contribue au processus de socialisation et d'autonomie des personnes. Il favorise le renforcement des liens sociaux et des solidarités dans l'environnement des personnes et de la société.

Il aide au développement de la personnalité et à l'épanouissement de la personne et peut contribuer à son insertion socioprofessionnelle.

L'éducateur spécialisé établit une relation éducative à partir de ses observations et de situations du quotidien dans des espaces institutionnels formels et informels.

Dans sa pratique, il adopte des attitudes et des postures basées notamment sur l'empathie, l'écoute et la bienveillance. Il s'adapte à l'autre en se rendant disponible.

Il est amené à élaborer un accompagnement éducatif avec la personne ou le groupe dans une temporalité tenant compte des singularités, des aspirations et des potentialités de chacun.

Il s'inscrit dans un travail d'équipe avec laquelle il partage et analyse des hypothèses de travail adaptées aux besoins repérés.

Il conçoit, conduit, évalue des actions socio-éducatives dans le cadre de projets personnalisés, crée et met en œuvre des actions mobilisant différentes méthodologies, propose des activités, des médiations et fait preuve de créativité.

Il émet des propositions pour l'analyse des besoins, l'évaluation et l'ajustement des orientations des politiques éducatives ou sociales menées dans les institutions avec lesquelles il travaille dans le respect de la confidentialité des informations concernant les personnes.

Dans un but de transmission de connaissances et savoir-faire professionnels, et après l'acquisition d'une expérience significative, le professionnel participe au processus de professionnalisation y compris en exerçant des fonctions de référent professionnel auprès des personnes en formation (initiale ou continue) en lien avec les établissements de formation.

1-4- Public concerné et champs d'intervention

Enfants, adolescents, adultes, familles et groupes en situation de vulnérabilité ou de handicap…

Employeurs

Collectivités locales, associations, entreprises, établissements publics, les trois fonctions publiques (État, Hospitalière, Territoriale),...

Politiques sociales

Protection de l'enfance, insertion, handicap, protection judiciaire de la jeunesse...

Lieux d'intervention

Maisons d'enfants à caractère social, foyers de l'enfance, foyers jeunes travailleurs, centres maternels, aide éducative en milieu ouvert, centres de prévention spécialisée, centres d'hébergement et de réinsertion sociale, unités d'hébergement diversifiées, foyers maternels, établissements scolaires, instituts d'éducation motrice, instituts médico éducatifs, établissements d'aide par le travail (ESAT), centres médico-psychopédagogiques (CMPP), services d'éducation spéciale et de soins à domicile (SESSAD), hôpitaux.

Tables des matières

www.ingramcontent.com/pod-product-compliance
Lightning Source LLC
Chambersburg PA
CBHW070636041126
54327CB00009B/256
* 9 7 8 2 4 1 4 5 5 4 6 3 8 *